El llibre de La Marató

Minories que fan una majoria

Primera edició: novembre del 2019

Edició i Coordinació CCMA SA: Àngel Lacalle i Neus Sala
Entrevistes i redacció: Carme Canet
Edició fotogràfica amb la col·laboració de Ferran Molinas i Francesc Fàbregas

Disseny d'interior i maquetació: Freire Disseny i Comunicació
Revisió lingüística: Ferran Alexandri
Disseny original i fotografia: Ogilvy Barcelona
Adaptació del disseny de la coberta i maquetació fotogàfica: Mercè Moragas

Josep Pla, 95, 08019 Barcelona

Imprès a Liberdúplex
Dipòsit legal: B-10.996-2019
Imprès a la UE
ISBN: 978-84-412-3213-6

enciclopèdia

ÍNDEX

Pròleg

Malalties minoritàries

D'entre milions d'olors, només ens en cal una de molt petita per transportar-nos a un moment meravellós de la nostra infantesa. Una de sola és capaç de fer-nos girar el cap enmig del carrer. D'entre moltes, tan sols una olor és suficient per recordar-nos el primer amor.

D'entre milions de gotes, per molt menuda que sigui, una de sola és suficient per emocionar-nos quan veiem que cau dels ulls de la persona que estimem; tan sols una gota és suficient per anunciar-nos la primavera.

D'entre milions de paraules, una de sola, per molt breu que sigui, és capaç de fer-nos riure o plorar, o totes dues coses alhora; tan sols una és capaç d'acostar-nos al fill, al pare, a la mare, a l'amic. D'entre moltes, una paraula és suficient per fer-nos sentir feliços.

D'entre milions de malalties, n'hi ha que poden semblar petites, perquè afecten un nombre reduït de persones a Catalunya i al món; però, per a aquestes persones, les seves famílies, els seus amics, per a molts ciutadans, per a La Marató de TV3 i Catalunya Ràdio, una sola malaltia, una sola persona, un sol gest, és suficient per fer-nos sentir capaços de col·laborar plegats per aconseguir recursos i fer que tothom conegui les malalties minoritàries, també conegudes com a malalties rares o poc freqüents.

Des d'aquí, des d'aquest llibre emotiu, volem agrair l'exemple de totes aquelles persones que l'heu fet possible i que hi doneu sentit, començant pels protagonistes: els ciutadans que conviviu amb una malaltia poc freqüent. També volem fer un reconeixement a les vostres famílies, a les associacions, als metges, als investigadors, als professionals de la salut i de qualsevol àmbit, als voluntaris, als donants, a les biblioteques, als centres cívics, a les escoles, a les universitats, als estudiants i professors, als mitjans de comunicació, a les institucions, a les empreses i també, i molt especialment, gratitud als que l'heu comprat i als que l'heu creat: professionals del món editorial, la comunicació i la salut, als artistes que, a través de la fotografia, ens heu regalat la vostra mirada i que coneixeu perfectament la força d'una imatge, d'una olor, d'una gota i d'una paraula, per molt menuda que sigui. A tots, us volem donar les gràcies per aquest llibre sincer i noble de La Marató, per la vostra generositat, entesa no sols com l'acció de generar recursos, sinó també, i sobretot, com l'acció de crear, de participar, de sensibilitzar per millorar la qualitat i l'esperança de vida de les persones i famílies afectades per una malaltia poc freqüent.

Més de 7.000 malalties desconegudes i complexes, que cada una afecta 5 persones, o menys, per cada 10.000 habitants. A Catalunya hi ha gairebé 400.000 ciutadans que conviuen amb una malaltia minoritària, 400.000 famílies, 400.000 sentiments que, junts, formen una immensa minoria.

Un cop més, i gràcies a la solidaritat de tota la societat, serà possible transformar sentiments d'optimisme i esperança en projectes de recerca amb la participació i la generositat dels tres milions de persones que, durant l'any i any rere any, feu possible aquest projecte solidari que el dia 15 de desembre arriba a la 28a edició.

Moltes gràcies i gaudiu de la lectura d'aquest llibre, perquè la vostra compra, el vostre temps és un reconeixement a totes les famílies protagonistes d'aquesta Marató. És un homenatge per a tots.

Lluís Bernabé
Director de la Fundació
La Marató de TV3

Introducció

Per segon any consecutiu, el llibre de La Marató de TV3 l'escriuen les persones afectades per les malalties. En aquesta edició, dedicada a les malalties minoritàries, el repte de trobar testimonis que poguessin representar al màxim les gairebé 7.000 condicions clíniques conegudes, ha estat difícil. Estem parlant de malalties i de malalts que, pel fet de tenir un diagnòstic que només comparteixen amb un 5% de la població mundial, no poden accedir a prou recursos mèdics i humans. Es tracta de malalts que no només són minoritaris, sinó que pràcticament són invisibles dins la societat.

Però hem tingut la gran sort de comptar amb cinc històries que ens demostren com són de forts i valents aquells qui les viuen. Unes vides plenes d'entrebancs i incerteses, però també molt plenes d'amor, lluita i realisme. Són dues mares, un pare i dos joves que tot just han passat els quaranta anys. Cinc confessions on expliquen el seu dia a dia, les seves entrades i sortides dels hospitals, les seves fites assolides professionalment, en el cas dels adults, o com ho han de fer les famílies de nens molt malalts per aconseguir una certa normalitat entre anar a l'escola, conviure amb els seus germans i fer amics.

A més a més, aquest any tenim una novetat. Si els afectats han posat paraules a les seves malalties, deu fotògrafs professionals hi han posat la seva mirada. Una mirada especial i atenta al món dels malalts i les seves famílies. Diuen molt amb la mirada i també diuen molt amb les paraules. Per això totes les imatges han estat triades amb molta precisió. Diu l'estimada Colita: «És indispensable dotar els investigadors dels mitjans necessaris. I avui és la nostra oportunitat». Exactament avui és la nostra oportunitat, perquè si ho va ser ahir i no la vam saber aprofitar, potser demà ja no tindrem noves oportunitats perquè podria ser massa tard. «Avui és la nostra oportunitat!», aquest podria ser l'eslògan de la nostra vida, en qualsevol moment, en els moments bons i en els dolents.

L'esforç de mirar i dir, de copsar les nostres realitats i les dels altres, és el que hem intentat, també, els responsables d'aquest nou llibre de La Marató de TV3. Perquè, en definitiva, ens cal mirar i veure, explicar i compartir les dificultats d'aquelles persones que no han tingut ni tenen una vida fàcil. Perquè quan pateixes una adversitat a la teva vida o a la del teu fill, això et colpeix tant!

Quan no saps què tens ni què et passarà, perquè tampoc ho saben els metges, i quan ho saben, és perquè no té cura, o amb una mica de sort, tindrà control. Quan saps que l'únic camí és el camí, i que adaptar-s'hi és el més necessari per poder fer-lo. Cadascú ho viu com pot, generalment diferent dels altres, fins i tot els més propers.

Quan la música, la natura, les passions, les aficions, la família, i molt concretament els pares, fills i germans, és tot allò que cal posar dins d'aquesta motxilla feixuga que portem per transitar entre la salut, la malaltia i la vida.

És com viuen la vida els narradors d'aquest llibre el que els diferencia de la resta de persones, de la majoria de nosaltres. Ells són la veu de molts malalts i familiars que viuen les incerteses dels diagnòstics, l'extrema duresa de veure els seus fills empitjorar cada dia, la conformitat de veure els seus cossos, diferents als dels altres, o el bullying que van haver de patir quan eren infants i adolescents. Ells han de superar més obstacles que ningú, obstacles físics i psicològics, administratius i mèdics, logístics i emocionals.

Susan Webb, Francesc Torralba, Màrius Serra, Roberto Dueñas, Isabel Gemio, Javier Botet i Jorgelina Bordas han estat els que ens han obert la seva ànima per compartir el que saben, el que viuen i han viscut al voltant de les malalties minoritàries.

Susan Webb, la metgessa

Amb la Dra. Webb vam establir les bases: quines són i com treballen els metges. La Dra. Webb ens va acostar al món de les malalties minoritàries des del punt de vista mèdic. En una primera trobada a l'Hospital de Sant Pau vam seure en una petita sala de reunions. Traspuava una passió desbordant per la feina, per la vida, pels seus malalts i per les seves investigacions. També per la seva història personal, amb l'arribada de la seva família a Catalunya. La nitidesa dels seus ulls blaus, la joventut i energia en la seva forma de transmetre els seus coneixements contagiava vida, esforç i esperança.

Va ser un plaer escoltar-la i compartir una estona amb ella, just quan acabava de saber que rebria, uns dies més tard, el premi de l'European Society of Endocrinology per haver investigat com es pot millorar la percepció dels pacients després de controlar la malaltia hipofisiària. Un estudi que donava veu a les persones malaltes, i no només a la seva malaltia.

Va arribar el dia de l'entrevista i la vam fer a TV3. Amb el seu encant personal, mentre era asseguda a la sala de maquillatge, la Dra. Webb somreia en sentir-se un xic més mediàtica. Es deixava fer: «Si us plau, poquet, que es vegi natural». Tal com és ella. Com la vam conèixer. Natural i entregada a la vida, perquè amb el treball i la dedicació és més bonica.

Francesc Torralba, el filòsof

Hauríem estat més estona parlant amb Francesc Torralba si la seva agenda ens ho hagués permès. Malgrat això, vam matinar i abans que no anés a donar classes vam trobar-nos a TV3. Família, feina i filosofia omplen les hores d'un home que escolta tant com parla, que reflexiona sobre allò que estudia i allò que viu. La saviesa, la humanitat i l'ètica s'uneixen en un discurs estructurat i sensat. Recordo com s'emocionava en reviure les seves converses amb un noi molt jove, gairebé un nen, i un alumne seu, en una situació límit de la salut. La serenor que transmet Francesc Torralba és, segur, un aprenentatge per als qui l'escolten o el llegeixen. La vida cal prendre-la serenament malgrat les malalties, malgrat tot.

Màrius Serra, amic, pare i verbívor entremaliat

Arriba a TV3 com a cal sogre. Vital i alegre, en Màrius és d'aquells personatges que tots voldríem tenir a prop. A manca d'això, la seva dèria «paraulística» ens el posa força a l'abast, amb llibres, mots encreuats i ara una obra de teatre!

Quan el coneixes –jo, ara ja fa força anys que el conec per motius de feina–, desitjaries passar més estona amb ell. Voldries saber més d'ell. Cada conversa, cada entrevista és una lliçó avançada de vida, que he agraït i enregistrat en els meus apunts per al dia a dia. Sempre, sempre, de bon humor!

En Màrius venia a parlar del seu fill Lluís. En Llullu, que és com li deien a casa, va néixer amb una malaltia que no van poder diagnosticar fins després de la seva mort. En Llullu no caminava, no seguia amb la mirada, no parlava.

La seva experiència, difícil com poques, el va fer aprendre a comunicar-se amb el seu fill, a ell, que és el comunicador per excel·lència, a través de la pell, de la respiració, del silenci. I per damunt de tot, comunicar-se a través de l'estimació més profunda i indestructible: la paternal. És una meravella veure els ulls feliços i somrients, enyorats i plorosos. Tot ens ho va explicar amb la cara de murri que el caracteritza. Tot, menys un fet. El record, ben viu (quina paradoxa lingüística!) del dia en què va morir en Llullu. Les paraules, que tant enamoren en Màrius, no troben la definició exacta en l'encreuat de la seva vida, quan recorda aquell vailet que no progressava, però que tant va fer perquè la seva família estigués unida, forta «com un escamot», diu ell, i el recordin amb una tremolor muda, com la vida d'en Llullu.

Roberto Dueñas, família, amics i bàsquet

Que en Roberto s'adapta a les dificultats queda palès en el relat de la seva vida, explicat sense cap mena de titubeig, en català. Va néixer a Fuenlabrada, va venir a Catalunya poc abans dels 20 anys, per tant escolaritzat en castellà, però el seu català és impecable (vocals neutres incloses). La seva vida, una vida pública esportivament parlant, ha sigut una vida dedicada professionalment i de manera gairebé exclusiva al bàsquet.

Tenir acromegàlia, una malaltia que l'ha fet créixer fins als 2,20 m, ha estat un dels factors que ha permès, juntament amb el seu esforç, formar part de l'elit del bàsquet professional.

Mentre esperàvem que tota la part tècnica de l'enregistrament estigués a punt, vaig tenir una interessant conversa amb ell sobre educació. En Roberto forma part de l'equip que dirigeix l'escola esportiva del Barça. Una de les coses que em deia és el fet que hi ha massa nens sobreprotegits, que els manca la cultura de l'esforç i que sovint el problema són els pares.

I a més, també veia, segons la seva experiència, que hi havia una gran diferència entre nens i nenes. Elles s'esforçaven molt més, i ho remarcava, MOLT més que els nens. Sempre hi ha alguna princeseta, però, per norma general, les noies que volien fer esport eren més tenaces.

Un tema que pren rellevància si qui te'n parla ha hagut de superar grans obstacles al llarg de la seva infància i que, per tant, la seva tenacitat l'ha fet molt fort. D'alguna manera els nens sobreprotegits no els fem forts emocionalment parlant, comentàvem.

Ell va ser el primer dels nostres entrevistats que, en primera persona, m'explicava la seva vivència en l'entorn escolar. Un entorn, ara fa més de 25 anys, hostil per a nois «diferents». Una diferència física, la seva, que era motiu de burla, i que ara ja li hem posat nom: bullying o assetjament escolar. Són 2,20 m d'alçada que no el fan passar desapercebut. Ell diu que si pogués demanar un desig al geni de la llàntia meravellosa, aquest desig seria el de poder ser en un lloc on ningú no se'l mirés.

Però en Roberto va rebre el caliu de les amistats ben enteses dins el món de l'esport. Davant de qualsevol entrebanc, d'uns entrebancs d'aquells que nosaltres en faríem una muntanya, ell s'hi conforma, els dribla i tira endavant. Perquè la vida és molt més que la salut: és amistat, família i, en el seu cas, esport. Aquest és el seu triple guanyador!

Isabel Gemio, la seva fama com a altaveu dels més invisibles

Isabel Gemio ens va rebre a Madrid, hores abans d'una reunió amb la fundació que porta el seu nom i que presideix. Una fundació creada per contribuir i fomentar la investigació de malalties minoritàries.

Malgrat tenir, també, una agenda força atapeïda, en cap moment vam sentir que tingués pressa. Una entrevista que va durar més de dues hores.

Isabel Gemio no fa gaire que ha fet pública la malaltia del seu fill Gustavo, que ara té 22 anys. Com a dona, fa poc més de vint anys, va viure en primera persona les dificultats d'adoptar sent mare soltera, i poc després també va ser mare biològica.

Un cop diagnosticada la malaltia del seu fill adoptiu, la seva vida va fer un tomb que afrontava i compaginava amb la seva carrera professional. Li va costar, confessa, fer pública la seva situació. Al principi s'estimava més silenciar-ho, però després d'haver conegut altres persones malaltes, ha comprès que cal una lluita compartida i visible per recaptar fons per a la investigació d'aquestes malalties, que, igual que els malalts i els seus familiars, estan força oblidades de la mà de Déu. S'ha d'explicar a tothom que cal preservar els seus drets més fonamentals: salut, assistència i educació.

Isabel Gemio estima Catalunya, on ha viscut i on ha passat força temporades de vacances. Un dels seus artistes de referència és Joan Manuel Serrat, de qui es queda amb aquella cançó que diu: «De vez en cuando la vida te besa en la boca». Aquesta periodista, incansable i reivindicativa, reconeix que, malgrat tot, hi ha moments meravellosos per als quals la vida val la pena viure-la, sense cap mena de dubte.

Javier Botet, primer que res, actor

La passió pel cinema ha fet més lleugeres les seves imprescindibles visites a metges i quiròfans. L'actor Javier Botet viu a Madrid. Però sovint és de viatge fent rodatges, sobretot als Estats Units. El somni americà de fer cinema de terror i ciència-ficció l'ha fet realitat. Ell interpreta personatges fantasmagòrics, com els que crea i dibuixa des que era ben petit. En Javier pateix la síndrome de Marfan, una malaltia minoritària que fa que alguns dels seus ossos creixin desproporcionadament, a banda de tenir altres complicacions, com ara a la vista o al cor, que requereixen un control.

L'hem entrevistat a través de Skype. És a casa seva. Assegut. Per tant no ens hem posat al costat dels seus dos metres d'alçada. Es troba entre rodatge i rodatge. Confesso que com que el gènere de terror no és el meu fort, no el coneixia. Segurament he vist imatges a l'atzar de la pel·lícula *REC* o de *Mama*. Però quan les veia, segur que canviava l'angle de visió. I allà era ell, en Javier, transformat sota tones (exagero) de maquillatge.

Així doncs, Javier Botet se'ns va presentar tal com era de veritat: sincer i honest. Accedia a parlar de la seva malaltia, de la qual només vol parlar-ne en ocasions com la de La Marató de TV3. No li agrada gens utilitzar-la per donar valor a la seva vida o a la seva professió. Una cosa és la malaltia, l'altra la professió. Una professió que l'omple moltíssim, que el fa feliç i que el fa sentir orgullós de si mateix. Perquè ho ha aconseguit. Ha passat de somniar-ho a ser-ho. En Javier ens confessava com ho viu, i jo us confesso que em va impressionar la seva generositat i com es va despullar explicant-nos els seus mals moments, també els bons. La seva infància i adolescència, marcada igualment pel bullying, la incomprensió del seu pare, la constant adaptació a noves escoles i nous llocs per viure. Aprenc, escoltant-lo, que la vida d'alguns és una loteria. Que ens podem ensorrar, esclar, però que per tornar-nos a aixecar cal esforç i ajuda. Que la vida és sorprenentment interessant i sorprenentment cruel. No t'has de deixar maltractar, no has de permetre que et vencin les contrarietats, s'ha de viure amb passió. I l'objectiu de la passió, el posem nosaltres.

Jorgelina Borda, mare lluitadora i incansable

Quan la Jorgelina s'ha trobat en un carreró sense sortida, com diria Bertold Brecht, ha iniciat la seva revolució. La Jorgelina té dues filles, la Chloe i la Kaia. Són germanes de mare. La narració de la seva història, escoltant-la, voldríem que fos de ficció. Però no ho és. És tristament real. L'entrevista també l'hem feta per Skype. Elles viuen a Marbella, a Màlaga. Una hora de conversa, amb unes quantes aturades per plorar, tancar els ulls i respirar. La seva història ens sap greu escoltar-la. Com tantes altres a les quals podríem donar veu, la de la Chloe és una vida d'incerteses, de metges que no sabien què fer, perquè no sabien què tenia. Uns símptomes invalidants, que redueixen la vida d'aquesta petita lluitadora a alguns moments. Perquè n'hi ha hagut d'altres, de moments, en els quals fins i tot ha perdut la parla, la capacitat de deglutir o de caminar. A la Chloe, tot d'una, se li acaba l'energia del seu cos. I ella no ho pot preveure.

Ella també ha patit i pateix bullying. Quan té episodis més greus, els altres nens no gosen jugar amb ella. El seu cos físic no respon, mentre que la seva ment està en perfecte estat, i ho veu i ho entén tot. Si a l'escola faciliten que el seu cos descansi quan li cal, la Chloe aprèn, i aprèn molt bé.

El cas de la Chloe ha estat un d'aquells en què el sistema sanitari i educatiu no li ha anat gens a favor. Mestrestant, la seva mare truca portes i passa les nits en blanc cercant per Internet alguna teràpia que pugui ajudar la seva filla. Només hi ha 12 o 13 casos en tot el món.

Un cop acabada la conversa amb la Jorgelina vam conèixer la Chloe i la Kaia. La Chloe és una nena alegre, conscient de la seva malaltia. Fa costat a la seva mare per cercar fons d'investigació. La Chloe i la Kaia ens van explicar les seves visites a Barcelona –el tractament li segueixen a Can Ruti, a Badalona–, on han gaudit de l'Aquàrium, del parc, petitó, a prop del parc Güell, dels autobusos de dos pisos per als turistes. La Kaia, un xic més petita, afirmava que la seva germana és molt bona i molt creativa. La Chloe ens va confessar que de gran vol ser grangera.

...

Així hem viscut les entrevistes, emotives, sinceres. Persones que, en algun moment, la seva vida va fer un gir inesperat. Va ser en acabar la carrera, en una parada d'autobús, en una visita rutinària al pediatra, en una discussió amb un amic, amb un fill de mesos entre els braços o veient com una nena de tres anys té por d'una petita escala. La seva vida va fer un gir i ells van triar viure i conviure amb allò que la vida els havia posat al davant. No va ser, ni és, gens fàcil.

Però és que la vida ens sorprèn constantment, tant si ho volem com si no. Avui estem bé i demà no ho sabem. Poques persones neixen, viuen i moren sense cap ensurt relacionat amb la salut. Per això la nostra relació amb els metges és constant i necessària. Per això ells ens cuiden i ens recorden la necessitat i la urgència de la prevenció i de la investigació.

Però també, per això, quan ens arriba a nosaltres o al nostre entorn més proper un sotrac violent, un «accident de salut», hem d'aturar-nos i modificar la nostra estratègia de vida, i adaptar-nos-hi. És aleshores quan és tan i tan important la nostra xarxa emocional.

Amb els nostres familiars i amics i, si ens cal, amb ajuda professional, la vida l'hem de viure. I no podem oblidar que cal reivindicar que qui més ho necessiti ha de tenir més ajuda, més atenció i més recursos.

No esteu sols, no estem sols.

CARME CANET,
PERIODISTA I ENTREVISTADORA
DELS COL·LABORADORS D'AQUEST LLIBRE

«No et pots posar en el lloc del pacient, això és impossible i no és correcte. Però el que sí que es pot fer és preguntar-li sobre coses que, potser, en altres àmbits mèdics no li han preguntat mai, i que de cop i volta li fa veure que tu entens que allò que li està passant està relacionat amb la seva malaltia».

SUSAN WEBB

Susan Webb és catedràtica de medicina de la Universitat Autònoma de Barcelona, consultora sènior del Servei d'Endocrinologia de l'Hospital de la Santa Creu i Sant Pau i coordinadora del Grup 747 CIBERER de Recerca de Malalties de la Hipòfisi de l'Institut de Recerca d'aquest mateix hospital. Ha rebut recentment el Premi Clinical Endocrinology Trust Award de l'European Society of Endocrinology.

Soc la Dra. Susan Webb Youdale. Ara fa 100 anys, el febrer de l'any 1919, el meu pare va venir a Catalunya a treballar a La Canadenca. Ell era enginyer, durant la Primera Guerra Mundial. Al final de la guerra havia de continuar a l'exèrcit, però la seva mare havia mort durant el conflicte –el seu pare havia mort quan ell era petit–, i va decidir que no el lligava res a Anglaterra. Havia viscut a Londres però va triar Barcelona perquè hi tenia un cosí que vivia a la plaça Reial. Es va comprar un «vestit» de civil a Perpinyà, perquè encara anava amb el seu uniforme militar, va arribar a Barcelona i va anar a veure el seu cosí. Era el moment de la vaga de La Canadenca. Hi va anar a demanar feina. L'empresa va veure en el meu pare un senyor que no parlava castellà, i encara menys català, i li van dir: «Bé, ves a controlar o vigilar aquesta subestació del Poble Sec». Aquella primera nit es va presentar un piquet, i el meu pare va treure la seva pistola, que estava descarregada i que encara tenia de la guerra, i va començar a renegar en anglès. El piquet va marxar i d'aquesta manera el meu pare va evitar que paressin la central. Així va ser com va començar a treballar a La Canadenca, que després va ser FECSA, fins que es va jubilar amb més de 70 anys. La meva mare va aparèixer a Barcelona a la dècada de 1940; els seus pares eren anglesos però ella havia crescut al sud de França. Va conèixer el meu pare, amb qui es portava força anys de diferència. I aquí, a Barcelona, vam néixer els meus germans i jo. Vam anar a l'escola i a la universitat, a Barcelona, i encara soc aquí.

El meu pare era l'encarregat de les centrals elèctriques i, a l'estiu o per Setmana Santa, si havia d'anar al Pirineu, a vegades hi anàvem amb ell. Per això conec totes les centrals elèctriques del Pirineu. El Pallars, la Vall d'Aran i la vall de Ribes són llocs que conec bé, i encara em fa molta il·lusió anar-hi, perquè són part de la meva infància.

Quan estava en el darrer any de l'escola, vaig estar parlant amb el meu pare i em va dir: «Dona, tu que parles tants idiomes, podries ser perfectament una secretària de direcció!». I vaig pensar: «Ah! Molt bé!». Però recordo que aquella nit em va costar dormir, perquè pensava: «És que no sé si vull fer això». Em quedava un any per acabar l'escola, però de veritat volia deixar d'estudiar? Després pensava que cinc anys a la universitat són molt anys. Aleshores tenia 16 anys i m'agradaven molt la biologia i la química, però no m'agradaven gens les matemàtiques ni la física. Vaig decidir que segurament la medicina era una bona opció. La meva mare era infermera i tenia un tiet que era metge, encara que no havíem conviscut gaire, perquè ell no vivia a Barcelona; però vaig decidir fer medicina i així és com vaig començar.

Quan vaig començar l'especialització en acabar la carrera, era just l'any abans que comencés a fer-se l'examen MIR. En aquell moment, quan demanaves una plaça de resident, era de medicina o de cirurgia. Tenia molt clar que no volia fer cirurgia, sinó medicina. Durant els primers dos anys, s'anaven fent rotacions per diferents especialitats troncals: cardiologia, respiratori, digestiu, etc. I una de les rotacions era optativa. I vaig triar endocrinologia. Per què? Doncs per pura curiositat, era una especialitat que coneixia poc. Aleshores al Servei d'Endocrinologia del Clínic hi havia molt bon rotllo, o això semblava, i el cap del servei era veí dels meus pares. Van ser unes raons tan superficials com aquestes. El primer dia de ser en aquesta rotació, a endocrinologia, fent visita, hi havia un pacient amb un quadre d'envelliment prematur. Van dir el nom de la síndrome i jo no n'havia sentit a parlar mai. I van començar a explicar totes les hormones basals, com s'estimulaven i jo pensava: «Déu meu! Això no hi ha qui ho entengui!». Però em va fascinar, i allò va ser l'inici.

Vaig completar els anys de residència necessaris i vaig veure molt clar que dins de l'endocrinologia m'interessaven molt més les malalties hormonals que no les metabòliques.

Dins de l'endocrinologia hi ha malalties molt freqüents, com ara l'obesitat, la diabetis, els problemes amb els lípids, el colesterol, etc., però a mi m'interessava molt més el tema de les malalties de les glàndules suprarenals o de la hipòfisi. Tant és així que l'any següent d'haver acabat la residència, em vaig desplaçar un any a Londres, a un servei que era referent en aquell moment en malalties neuroendocrinològiques. És a dir, aquelles que venen determinades per alguna anomalia en el sistema hipotàlem, hipofisoperifèric. I això és el que em va marcar, perquè és el que més m'agradava. I encara que com a endocrinòloga he hagut de fer de tot, perquè és el que ens toca, sempre he tingut molt d'interès en aquestes malalties de la glàndula hipofisiària, que és la glàndula que està per sota del cervell i que és com la *master gland*, la que regula tot el sistema endocrí. D'una banda, al llarg d'aquests darrers deu o quinze anys es va establir el CIBER (Centro de Investigación Biomédica en Red) de malalties minoritàries, i el meu grup va entrar com un grup dedicat a les malalties de la hipòfisi. D'altra banda, la Unió Europea va desenvolupar molt, o va potenciar molt, tant la recerca com la millora clínica de les malalties minoritàries i he pogut, per tant, dedicar-me la major part del temps a aquest tipus de malalties.

La Marató de TV3 i Catalunya Ràdio d'aquest any està dedicada a les malalties minoritàries. Un tipus de malalties que tenen una freqüència molt petita i per això són minoritàries. També es coneixen com a malalties rares, perquè ho prenem de l'anglès *rare*, que vol dir 'poc comú', però no 'estrany'. Per això és més correcte, segurament, anomenar-les *malalties minoritàries*. Perquè es defineixen per la seva baixa freqüència, és a dir, que hi ha menys d'un pacient afectat per 2.000 habitants, o el que seria el mateix: menys de 5 pacients per 10.000 habitants.

Les malalties minoritàries tenen en comú aquesta baixa prevalença. N'hi ha moltíssimes, entre 6.000 i 8.000. Moltes encara no són del tot conegudes, però d'altres, sí. Poden afectar a qualsevol part de l'organisme. De vegades són multisistèmiques, és a dir, que afecten diferents parts del cos. La majoria són congènites, és a dir, que apareixen a la infància o en el moment de néixer. Altres són adquirides, i això vol dir que una persona arriba a una edat adulta i li apareix una malaltia minoritària.

En conseqüència, no hi ha un metge especialista d'aquest tipus de malalties, sinó que tots els metges poden trobar-se davant de persones malaltes amb aquest tipus de malalties.

És impossible conèixer bé tantes malalties, perquè és un tema molt complex. Hi ha centres de referència que concentren pacients amb aquestes patologies poc freqüents, d'aquesta manera aquest centre adquireix una experiència. Normalment es requereix la intervenció de grups multidisciplinaris (cirurgians i metges especialistes, psicòlegs i fisioterapeutes). També cal contemplar aspectes socials i educatius, perquè per al tractament i el benestar del pacient han d'intervenir molts professionals diferents. Primer per al diagnòstic i després per al tractament. I després per al tractament integral de les persones que estan afectades per una malaltia minoritària i per al seu entorn.

Des que el pacient nota alguna anomalia, va al seu metge d'assistència primària o al seu pediatre i aquest li troba algun símptoma, fins que s'arriba al diagnòstic correcte, poden passar molts mesos o anys. El primer símptoma pot ser molt divers, com una alteració de la vista, mal de cap, dolor d'ossos o tenir la pressió alta. I això poden ser símptomes de moltes malalties. El que passa és que es concentra l'interès en aquest problema, però després te n'adones que segurament hi ha «alguna cosa més», perquè potser aquella hipertensió costa molt més de controlar del que és normal, o aquella alteració visual apareix en un nen o en una edat en què no és habitual que apareguin alteracions visuals. I això fa que el metge acabi derivant el pacient a un especialista, que potser tampoc reconeix inicialment la síndrome sencera. I és freqüent que passin anys abans de fer el diagnòstic. O el diagnòstic de vegades ve perquè a algú se li encén la llumeta: «No serà que té...?». Aleshores amb una petita sospita es posen en marxa les eines diagnòstiques per confirmar-ho, o no.

Altres vegades, es veu que passa alguna cosa, però no se sap gaire bé què està passant. Llavors s'envia el pacient a un centre de referència on es poden posar en marxa tests genètics, proves radiològiques o analítiques que confirmen, o no, el diagnòstic.

Quan s'arriba a la conclusió que és una malaltia minoritària, poden aparèixer noves inquietuds en el pacient: Hi haurà un tractament? Hauré de fer-me moltes proves? Com els ha anat a altres pacients com jo? Per aquests motius, és imprescindible concentrar l'experiència i l'expertesa en centres de referència d'aquest tipus de pacients. I la veritat és que la consciència que hi ha hagut en els darrers 15 o 20 anys respecte a això, tant en l'àmbit local, nacional o internacional, ha augmentat moltíssim.

Si afavorim compartir els coneixements, potser no podrem curar tot els malalts, però millorarem la seva situació i la del seu entorn, i cercarem possibles tractaments.

Les medicacions per aquestes malalties minoritàries són únicament per a un nombre molt petit d'individus, perquè no hi ha gaires al·licients per part de les empreses farmacèutiques de dedicar-hi temps, diners i esforços en buscar aquests medicaments. És per això que, fa uns anys, la Unió Europea i l'Administració americana van posar en marxa un sistema d'ajuts, beneficis fiscals i de patents, per afavorir el desenvolupament d'aquest tipus de medicaments per a malalties minoritàries, amb la designació de medicaments orfes. Així, s' afavoreix que els pacients puguin tenir aquests medicaments que, d'una altra forma, si es mira des del punt de vista del benefici per a l'empresa farmacèutica, no s'haurien desenvolupat.

Un dels àmbits en què professionalment m'he anat especialitzant és en la manera de millorar la percepció dels pacients després de controlar la malaltia hipofisiària. Nosaltres, els metges, tenim molt clar, què hem de fer per tenir el diagnòstic. En el meu cas, en les malalties de la hipòfisi, ens basem en proves hormonals, per comprovar si totes les hormones són correctes. Si en falta alguna, mirem si la podem substituir, i si en sobra alguna, podem donar tractaments per intentar normalitzar la situació. També podem fer proves radiològiques, perquè de vegades hi pot haver una compressió, per part de la lesió de la hipòfisi, sobre les estructures veïnes, i això pot donar problemes de vista, mal de cap, etc. Quan hem solucionat tot això, podem dir: «Ja estàs curat! Tens totes les hormones normals!». Però no és així. El fet d'haver estat exposat, moltes vegades durant mesos o anys, a una alteració hormonal, pot fer que tot això tingui un preu.

Per exemple, els pacients que tenen un excés de cortisona, tenen una síndrome que es coneix com la síndrome de Cushing. Aquests pacients tenen seqüeles gairebé sempre. Seqüeles físiques: estan més cansats, el muscle no tira, tenen més osteoporosi... I a més a més, tenen alteracions neuropsicològiques: tenen més ansietat, més depressió... Si una avaluació psicològica identifica algun d'aquests problemes, pots donar estratègies per millorar la seva situació. Però moltes vegades se n'adonen que la seva activitat vital, laboral o personal durant el dia ha canviat. I si és el cas d'un tipus de persones que tenen una feina, diguem-ne, executiva, d'estar tocant moltes tecles, se n'adonen que realment aquella capacitat ja no la tenen. Pateixen una mena de debilitat emocional i moltes vegades s'adonen que la memòria els ha minvat. Això no vol dir de cap manera que tinguin un quadre de falta de memòria, com podem trobar en pacients amb demència o amb la malaltia d'Alzheimer. Però ells s'adonen que, comparat amb abans d'estar malalts, ja no poden rendir de la mateixa forma. Ja no poden fer moltes coses a la vegada. I això pot ser molt estressant per al pacient. Alguns pacients s'adapten a la situació després de passar per moments de ràbia o d'ansietat, de preguntar-se: «Per què m'ha tocat a mi?». Però arriben a veure que això no ho poden canviar i s'acaben adaptant a la situació i poden seguir fent la seva vida. Altres vegades el pacient lluita contra això i considera que això no li toca i no ho accepta. Llavors, moltes vegades acaben tenint una depressió perquè certament no poden seguir fent les coses com les feien abans. L'adaptació és molt important per millorar la qualitat de vida del pacient. Si s'adapten poden seguir fent una vida activa.

També és molt important el suport que tinguin al voltant, sigui de la família, del seu entorn més íntim o dels amics. De vegades hi ha persones malaltes que agraeixen molt les associacions de pacients, d'aquella patologia en concret. Quan a tu et diagnostiquen un infart de miocardi, tothom sap el que ha passat o més o menys pot entendre el que ha passat. Si et diagnostiquen una síndrome estranya, la gent se't queda mirant, no saben ben bé com reaccionar, i el fet de poder contactar amb altres persones que han passat pel mateix, per a alguns pacients és molt positiu. És per això que a mi em va començar a interessar fa una vintena d'anys, aquest tema. Concretament va ser en una reunió de consens per una altra malaltia de la hipòfisi, l'acromegàlia, que és un excés de l'hormona de creixement. D'aquesta reunió va sortir un treball publicat que és com una guia de referència per a aquest tipus de malaltia. En la discussió deia que, en el futur, els resultats del tractament els hauríem d'avaluar no només des del punt de vista hormonal i radiològic, sinó tenint en compte el punt de vista del pacient. Però no hi havien qüestionaris específics per a aquest tipus de pacients, i això em va fer pensar que potser podríem desenvolupar un qüestionari específic per a aquesta malaltia. Es donava la circumstància que hi ha una persona a Barcelona, que és el Dr. Xavier Badia, que coneix molt bé tota la metodologia per desenvolupar aquest tipus de qüestionaris. Jo havia treballat amb ell en altres temes i vaig contactar-hi. Així va ser com vàrem desenvolupar el qüestionari específic per avaluar la qualitat de vida d'aquesta malaltia, l'acromegàlia, que es diu AcroQoL, de *quality of life*. Això ha coincidit, doncs, que des de principis de l'any 2000 hi hagi hagut un augment exponencial de l'interès, en general, del punt de vista del pacient, però en concret en el cas de l'acromegàlia. S'ha inclòs aquest tipus de qüestionari en assaigs clínics, en estudis clínics, i després hem fet el mateix per a la síndrome de Cushing, l'excés de cortisol. Per aquesta faceta del meu treball m'han atorgat enguany el Clinical Endocrinology Trust Award de la European Society of Endocrinology. Estic molt contenta perquè si això pot contribuir a millorar la situació d'aquests pacients, penso que és molt positiu.

Val a dir que he après moltíssim parlant amb els pacients afectats, per desenvolupar aquests qüestionaris, transcrivint el que ens han dit i després seguint una metodologia objectiva per desenvolupar-los. Al principi, durant aquest procés, em vaig quedar impressionada amb algunes de les coses que ens deien els pacients. Pensava: «Com pot ser que mai no m'hagués plantejat aquests problemes?». I això també m'ha fet sentir més a prop d'aquests pacients, amb una empatia especial.

Esclar que no et pots posar en el lloc del pacient, això és impossible, i no és correcte. Però el que sí que es pot fer és preguntar-li sobre coses que, potser, en altres àmbits mèdics no li han preguntat mai, i que de cop i volta li fa veure que tu entens que allò que li està passant està relacionat amb la seva malaltia. Això normalment els dona molta tranquil·litat.

Te n'adones que, tot i que necessites el laboratori i totes les infraestructures de l'hospital per poder diagnosticar aquests pacients, també necessites aquesta aproximació al pacient com a persona. L'apoderament del pacient que s'està potenciant en els darrers anys, perquè és un punt de vista complementari, no és millor ni és pitjor, és diferent. La medicina abans era més paternalista, en el sentit que el metge era un déu i el que deia anava a missa. Avui dia no és pas així. Tu pots assessorar, orientar el pacient, però, al final, serà ell qui decidirà. Moltes vegades et demanen què és el que decidiries tu, què faries. És important poder posar-te una mica en el lloc del pacient, perquè pugui prendre les decisions que vulgui, segons el seu entorn (família, feina...). I si consideres que s'està equivocant li ho pots dir, però tampoc hi pots fer res. A la llarga has de tenir paciència. Per exemple, si un pacient no es vol operar de cap manera, i tu li dius que sí que s'ha d'operar, has d'acabar respectant la seva decisió. De vegades s'adonen que no hi ha més remei. Però si no es volen operar, doncs no hi pots fer res. Tu només pots assessorar-los i prou.

És important saber que, malgrat que la medicina ha avançat molt, i que aquí a Catalunya tenim una medicina molt bona, perquè tothom té accés a totes les tècniques, almenys sobre el paper, de vegades costa arribar-hi. Tenim una medicina universal i de molt bon nivell. Partint d'aquesta premissa, doncs, de vegades poden passar coses que un no s'espera i tots podem acabar tenint una malaltia minoritària. De fet, es calcula que hi ha 30 milions d'europeus afectats d'alguna malaltia minoritària. És a dir, que individualment són poc prevalents, però que en conjunt són força prevalents. Aquest és el motiu que va portar la Unió Europea a potenciar el tema de les malalties minoritàries. Es van adonar que aquestes malalties, que gairebé sempre són cròniques, afectaven molts anys de feina activa, que es perdien perquè el pacient no pot treballar en condicions normals. Els economistes van fer càlculs de la despesa que suposava per a la Unió Europea. Calia tenir en compte els sous perduts o l'augment de la despesa sanitària. Va ser quan van veure que era econòmicament rendible potenciar la investigació d'aquestes malalties, a més a més de ser una mirada respecte a l'equitat.

D'aquestes malalties n'hi ha que et permeten fer una vida absolutament normal, sense cap seqüela. Aquests pacients podríem dir que tenen una mica de sort. Però sempre és important fer el diagnòstic en una fase inicial, perquè les possibilitats d'èxit són millors.

És molt important visibilitzar aquestes malalties, i en aquest sentit, des del CatSalut, ja fa anys, es va tenir en compte que calia afrontar-les en un termini concret. Sobretot la Dra. Pilar Magrinyà va ser molt important per tirar endavant el Pla de Salut d'Atenció a les Persones amb Malalties Minoritàries d'una manera clara, que vol dir que, d'una banda, es visibilitzen aquestes malalties, s'estableixen xarxes d'unitats d'expertesa clínica per al seu diagnòstic i tractament, i de l'altra, hi ha una col·laboració amb el Departament d'Educació, que ha d'atendre infants malalts a l'escola tant com sigui possible.

També s'està treballant des del Departament de Benestar Social, perquè alguns d'aquests pacients, de vegades tenen dificultats per mantenir una activitat laboral completa. S'està treballant en intentar veure si es pot establir una sèrie de criteris per reconèixer-los una discapacitat. I en aquest sentit, el Pla d'Atenció a les Malalties Minoritàries és una realitat que està en marxa.

A Catalunya ens hem emmirallat en les xarxes europees, les ERN (European Reference Networks), que és un sistema d'organització de treball col·laboratiu per compartir la informació, de manera que s'intenta afavorir que la informació viatgi i que no sigui sempre el pacient. Perquè si tens una malaltia molt rara, potser amb deu casos en tot Europa, és impossible que hi hagi un centre a cada país expert en aquest tema. Però si es tenen identificats els centres, i per exemple un d'aquests pot fer el diagnòstic genètic, i un altre coneix més l'evolució dels pacients, es pot remetre la informació al centre d'on és el pacient, i es pot assessorar sense que el malalt hagi de viatjar cada vegada. Això és la idea de les XUEC, o Xarxes d'Unitat d'Expertesa Clínica, que s'han establert aquí, a Catalunya. Es van començar a desenvolupar fa dos o tres anys, i la idea és que es vagin potenciant en el futur, precisament per compartir la informació, les dades del pacient –evidentment respectant la confidencialitat de les dades–, però en benefici del malalt, perquè es conegui millor aquell individu i se sàpiga el que cal fer en tots els nivells, des de l'assistència primària fins als centres de referència especialitzats.

El fet d'haver nascut a Catalunya posa els malalts de malalties minoritàries en una situació avantatjosa, respecte d'haver nascut en un país del Tercer Món, o fins i tot en països com els Estats Units. Als Estats Units la sanitat és privada i, encara que sigui molt més cara que aquí, és molt més difícil que arribi a tothom. Això no vol dir que tenir una malaltia minoritària, sobretot si és congènita i apareix en els primers dies o primers anys de vida, no sigui una mala notícia. Però si es té un diagnòstic, es pot mirar què es pot fer per millorar-ho, i si es coneix el gen afectat, avui en dia hi ha més possibilitats de buscar un embaràs sa. Amb això vull dir que es pot fer una selecció d'embrions que estiguin lliures del gen que transmet la malaltia. I això és una realitat aquí, a Catalunya, i en d'altres zones d'Europa. Tinc alguns pacients que tenien una malaltia, però han tingut la sort que s'ha pogut fer una reproducció assistida amb selecció d'embrions i s'han pogut implantar embrions sans i han tingut un fill sa.

Les persones sanes han de saber que hi ha moltes malalties minoritàries de les quals se'n coneix poca cosa, i d'altres que se'n saben més coses, i, fins i tot, n'hi ha que es coneixen bé; però malgrat tot, no tenen una solució fàcil. Un cop posada l'etiqueta, sabem davant de què ens trobem.

Es poden fer coses per solucionar o millorar molt aquesta situació. Precisament aquesta Marató, que es dedica a les malalties minoritàries amb la idea de recollir fons per poder fer recerca, és una iniciativa magnífica per donar a conèixer tots aquests processos i millorar la situació de les persones malaltes, que, a la fi, és el que volem tots.

«Totes les mares somiem tenir un fill preciós, meravellós. Però cal dir-li al món que és més freqüent del que imaginem tenir un fill amb problemes».

Isabel Gemio

Isabel Gemio Cardoso, nascuda a Alburquerque (Badajoz), és una reconeguda periodista i presentadora de ràdio i televisió. Poc abans de fer els dos anys, al seu fill Gustavo li van diagnosticar distròfia muscular, una lesió incurable i degenerativa. Actualment presideix la Fundación Isabel Gemio, dedicada a la investigació de les malalties neuromusculars, distròfies musculars i altres malalties minoritàries.

Vaig adoptar el meu fill i al principi tot era normal. El primer dia que ens vam veure tenia nou mesos. No em va estranyar gens, no va plorar. M'estava esperant. I jo el vaig anar a buscar. Alguna cosa d'aquell moment s'ha quedat allà. Aquella imatge fixa, com en una pel·lícula. Aquest instant que saps que la teva vida està canviant i engrandint-se. Va ser una vivència molt intensa. Vaig lluitar molt per ell, moltíssim. Contra els papers, contra el temps.

El fet de ser famosa no em va ajudar, ans al contrari, va anar contra mi. Quan la Comunitat de Madrid va assabentar-se que el meu estat civil havia canviat, pel que fa l'inici dels tràmits d'adopció, me la van denegar. Van decidir paralitzar el procés. No entenia res. El meu fill ja estava destinat en preadopció. La paperassa ja s'havia lliurat i aprovat, fins i tot ja havia parlat amb ell i aquell nen estava esperant que l'anés a buscar. No entenia res. És el món al revés! Havia fet la sol·licitud quan era soltera. Després vaig tenir parella, per tant, el meu fill tindria un pare. És millor per al nen! Però en comptes de prevaler els interessos del menor, es va anteposar el fet que jo fos famosa. Si no hagués sigut famosa, ningú s'hauria assabentat de res. Llavors els vaig preguntar si s'havien assabentat per l'entrevista o pels mitjans, perquè si jo no hagués estat famosa no s'haurien assabentat i aquí no hauria passat res. Evidentment, l'argument era tan contundent que es va reunir una comissió per analitzar el tema fins que van dir que això era absurd. Però vaig tenir molta por i ho vaig passar molt malament. Quan vaig rebre aquesta carta vaig estar mitja hora sense gosar obrir-la. Van ser inconvenients, obstacles que s'anaven sortejant perquè el meu fill estigués amb mi i jo amb ell.

Tenia només nou mesos i era un nen absolutament normal, afectuós, feliç, que progressava en tots els sentits, que ho entenia tot. Potser li va costar més caminar que als altres nens, però això és habitual i no passa res. Va ser a través d'unes anàlisis que el pediatra va decidir fer, per confirmar que el nen estava bé, perquè venia d'un país que havia patit una certa desnutrició. Simplement, va ser per una qüestió rutinària, on a partir d'aquí es va desencadenar tot. No havia sospitat res, al contrari, i vaig dir: «Però, com és possible? Si el meu fill està perfectament bé, no es nota gens!». Per això va ser tan fort per a mi el xoc, quan em van dir el diagnòstic al Gregorio Marañón de Madrid: distròfia muscular, una malaltia minoritària.

El dia que em van comunicar la malaltia del meu fill Gustavo estava embarassada del meu segon fill. Hi va haver moments molt durs, perquè et trobes especialment sensible i amb molta fragilitat. També amb molta força, la que et dona la maternitat i perquè estava embarassada, però no estàs preparada per a una cosa així. Vivia en una dicotomia. D'una banda, havia de ser la persona més feliç del món, i de l'altra, acabava de rebre la pitjor notícia que es pugui tenir. Això no s'accepta, no es pot portar bé. No crec que hi hagi ningú que ho pugui portar bé i jo no ho vaig portar bé, evidentment.

Dissimulava perquè la meva família no patís més del que ja patíem tots, i això em feia molt de mal i em produïa molt d'estrès. Encara m'emociono quan ho recordo.

No coneixia ningú que patís una malaltia minoritària. Ningú entre els meus amics, ni en el meu entorn, ni a la feina. Mai. No ho recordo. Aleshores no se'n parlava, d'aquestes malalties. Als mitjans de comunicació no se'n parlava. No en teníem cap coneixement. Aquests malalts s'amagaven. Avui encara hi ha persones que els amaguen. Durant aquests anys he conegut gent que m'ha dit que encara no ho accepten, que no volen dir que tenen una malaltia. Una noia jove em va dir: «Em fa cosa explicar-ho, el meu fill patirà més si se sap...». Si encara avui hi ha un cert estigma amb aquestes persones malaltes, imagineu-vos-ho fa gairebé 22 anys. El desconeixement i la ignorància fan molt de mal en molts aspectes. Per a mi va ser com si el món es posés de cap per avall. No en sabia res, era com anar a cegues, era una impotència, una desesperació. Què és això? De què m'estaven parlant? Et sents perduda durant molt de temps. La malaltia va representar un canvi de vida, de per vida.

Quan vaig decidir adoptar, la meva mare opinava que m'estava complicant la vida. Fins aquell moment em veia tan lliure! Sempre havia sigut una persona molt independent. Mai no havia volgut ser una mare jove perquè volia viure. Volia sortir, treballar, però no volia sentir remordiments ni tenir aquella vida tan difícil que tenen tantes dones joves amb fills. De jove no tenia gens d'instint maternal. Vaig venir a aquesta vida per viure. Com que també soc molt responsable, i vull fer les coses al millor possible, no entenia el fet de tenir fills perquè els cuidessin altres persones, o bé no poder estar sempre amb ells. Vaig decidir que seria mare tardana, això ho tenia claríssim. Afortunadament ho vaig decidir tard, perquè si no, potser hauria sigut diferent... a la vida no se sap mai! La vida és l'atzar, sempre l'atzar: és el gran detonant que ho decideix tot, el que és bo i el que és dolent. L'atzar canvia la teva vida per sempre.

La meva vida va canviar definitivament. No volia demanar ajuda per pujar els meus fills! La vida és increïble. De vegades em dic: «No expressis en veu alta el que sents, perquè pot complir-se». No em veia capaç d'adoptar un fill malalt, i aquesta va ser l'única condició que vaig posar. Que per favor no estigués malalt, si això es podia evitar. A Guatemala, el seu país d'origen, encara era més complicat tenir una mica d'informació sobre aquestes malalties. En una anàlisi rutinària no es veia res. Quan penso el que li hauria passat al Gustavo si no l'hagués adoptat fa que reconegui definitivament que no només no m'he penedit de tot el que vaig fer, que el meu fill estigui dins la meva vida i jo en la seva, sinó que no m'imagino la vida, no m'imagino una altra vida per al meu fill. Això em fa pensar que està en el lloc adequat. Segons diu ell, té la millor mare del món.

En aquests moments tan durs ningú no et pot ajudar. És una soledat molt personal, molt íntima. La teva mare mira d'ajudar-te, però el cas és que ningú no et pot ajudar. Només pal·lia,esclar. És fonamental poder sentir-nos acompanyats, estimats, compresos. És important fins i tot tenir ajuda psicològica, perquè de vegades una mare, una àvia, un germà, amb la millor intenció del món, et diuen que no et preocupis, que potser es cura, i no. Això no és cap consol. La gent et pot acompanyar i res més. No s'ha de mirar que aquesta persona estigui contenta quan no ho pot estar, sinó que ha de portar els seus tempos, ho ha de sentir. No se'l pot condicionar, perquè això encara li pot produir més sofriment. Però si no et sents compresa per l'entorn, encara és molt pitjor. Això, al principi, és un dol que demana moltíssim temps. Passes per moltes etapes fins que, si bé no ho acceptes, almenys ho assimiles. Crec que hi ha alguna cosa dins teu que no ho acaba d'acceptar del tot. Vaig trigar molts anys en assimilar-ho. De fet, crec que no fa pas gaire temps, que ho he assimilat.

Al principi no en podia parlar. No podia perquè em desfeia en una mar de llàgrimes. Tampoc era qüestió d'anar per la vida plorant davant de tothom. Ara surto plorada de casa! El món no ha de pagar el teu dolor, la teva tristesa o impotència. No em sentia capaç, ni tan sols, de verbalitzar-ho. Pràcticament, no en parlava ni amb els meus amics, perquè si ho feia de seguida plorava. Era un tema del qual no en parlava. Mirava de viure amb una normalitat aparent, com si no existís aquella part de la meva vida. Ara estic parlant dels primers anys, quan molta gent tampoc no ho sabia. Només el meu entorn més pròxim, la meva família i els meus amics. El món exterior no ho sabia. Sempre dissimulava. Fins que no vaig decidir fer pública la malaltia del meu fill, no vaig ser una mica valenta.

El dia que ho vaig explicar ho duia escrit, perquè sabia que si no ho feia així, no em controlaria. Soc molt pudorosa i em feia respecte. Com pots explicar el dolor? És per això que vaig decidir escriure el llibre de la meva història, *Mi hijo, mi maestro*, una confessió molt íntima, dolorosa i personal.

Ara ja ho he explicat i no em fa res parlar-ne, perquè abans que res soc mare i la vida m'ha posat aquí per alguna cosa. No pot ser que em quedi plorant a casa, lamentant-me de les meves circumstàncies. Tot això ha de ser per alguna cosa. Vull transformar aquest dolor en una cosa positiva. Si la vida m'ha donat fama, m'ha donat aquesta circumstància, he de fer-hi alguna cosa. Perquè hi ha molta gent que no té els altaveus que tinc jo, que no té la possibilitat d'explicar-ho en un llibre o de fer un documental com he fet jo. Tot ho faig pel mateix motiu: perquè aquesta societat conegui millor la realitat de les malalties minoritàries, els seus malalts i les seves famílies, i també per incentivar la investigació. El pudor l'he deixat a casa, amb les llàgrimes, i vaig pel món i ho explico. Encara hi hem de donar més visibilitat, perquè queden moltes coses per fer, per transformar i per canviar. Aquests malalts encara no tenen tots els drets que haurien de tenir. Hi ha tant per aconseguir que no em puc quedar fent prevaldre els meus pudors.

És veritat que han canviat molt les coses. Fa vint anys estàvem pitjor. Ara, la societat coneix millor aquestes patologies i la investigació ha avançat moltíssim. Hi ha unitats de referència en algun hospital públic. Comencen a arribar les ajudes, malgrat que encara són insuficients. Cal aconseguir que aquests malalts tinguin un assistent personal. Això hauria de ser prioritari per a aquestes famílies. Els cal un assistent personal que els ajudi a alleugerir aquesta vida. Generalment és una feina que assumeixen gairebé sempre les dones, les mares de les famílies. Els centres de dia encara són imperfectes en moltes comunitats. Aquests nois no han d'anar a centres amb persones grans, perquè tenen unes circumstàncies molt diferents. Sobretot aquells nois que no van a la universitat i que han d'anar a un centre, haurien de tenir dret a continuar formant-se, a fer cursos, però que alhora se'ls estimuli, que sentin que continuen ampliant els seus coneixements. Han de ser llocs on se'ls permeti conèixer altres amics, altres companys. En fi, hi ha tantes coses a fer!

Pel que fa a l'escolarització, de vegades penso que no vaig prioritzar en el meu fill els aspectes intel·lectuals. No el vaig pressionar al col·legi quan havia de treure bones notes. Però és que el veia tan feliç! El meu fill és feliç i això és el que volem les mares. Entenc que d'alguna manera es perd una part de la vida, perquè, per exemple, a mi llegir em fa molt feliç. Però bé, ell viu en el seu món. En el fons s'ha protegit d'aquesta manera. Els experts, els pedagogs, els psicopedagogs m'ho deien: «És la seva manera de protegir-se». Això ha fet que neuronalment no avancés com ho podria haver fet. Les sinapsis que fan els nens en els primers anys, ell no les ha fetes. Ara podria dir que he sigut molt tova amb ell. De fet, ja m'ho deia el meu altre fill, sobretot quan eren adolescents: «Per què al meu germà no li exigeixes el mateix que a mi?». Què li has de dir? Doncs sí, és veritat, al final ho havia d'admetre. És complicat per a l'altre germà. Però el Gustavo té uns altres coneixements: sap més informàtica que jo i se'n surt molt bé amb el mòbil; a Internet es passa tot el dia mirant coses, edita vídeos... Però és veritat, he preferit que fos feliç que no pas que fos enginyer o qualsevol altra cosa.

Ningú no t'ensenya a educar dos fills tan diferents. En tots els aspectes, no només de caràcter. Normalment tots els germans són diferents. Però en el seu cas són dues realitats paral·leles molt diferents. És molt complicat. De fet, aquesta és la meva pena més gran. Segurament el petit ha sofert pel fet de tenir un germà gran malalt a qui tots li hem dedicat més temps. Però no sabia com podia fer-ho i vaig fer el que vaig poder. El meu fill, quan era petit, pensava que li hauria d'haver dedicat més temps. És lògic. Ara ho entén, ha madurat i ho comprèn, però quan es tenen 11, 12 o 13 anys no es comprèn. Perquè els nens necessiten aquesta atenció, però un fill malalt acapara moltíssim, tot el temps, tota l'energia.

El Gustavo va començar l'escolarització en una escola privada. Però allà no l'atenien prou bé. El meu fill era un problema per a ells. No sabien què fer amb ell. No avançava al mateix ritme que els altres, no tenia cap professional especialitzat, cosa que li hauria anat molt bé. No volien invertir en això. Hi havia moltes barreres, i no només arquitectòniques. El centre no estava adaptat i no pensaven canviar res, ni tan sols posar una rampa, res. Quan el meu fill va començar a tenir problemes de mobilitat em van donar a entendre que seria millor que anés a un altre lloc. Els diners que guanyaven tenint escolaritzat el meu fill no els compensaven per a la inversió que havien de fer. M'ho van dir molt clarament, «és millor que el teu fill vagi a un centre especialitzat», és a dir, a un gueto. Però jo vaig decidir que el meu fill no aniria a un gueto. Vaig començar a mirar i em trobava amb cada cosa! Les llàgrimes em queien. Afortunadament a Espanya des dels anys 80 tenim col·legis públics d'integració i això està molt bé, és com ha de ser. Tant de bo haguessin arribat abans, perquè aquests nois no se'ls ha de separar, sinó integrar-los, se'ls ha de donar normalitat. Perquè els nens sans també han de veure nens amb altres realitats, cosa que ajuda a totes dues parts. Cal que tots els nens convisquin i que es coneguin. Això s'ha de normalitzar. És una realitat que existeix i no se'ls ha d'amagar, ni aïllar-los, ni dur-los a guetos, a llocs només per a ells. A mi no em sembla bé. L'escola pública versus el centre privat va ser com la nit i el dia.

La seva malaltia és motriu, és física. Però fins i tot penso que en el cas de nens amb malalties mentals, també cal que es normalitzi la seva situació, perquè és important per a tots. El que passa és que cal més professorat i professionals especialitzats, i això vol dir diners i recursos.

I encara és pitjor el tema de les activitats extraescolars. Hi ha moltes mancances. Aquests nens no poden jugar amb els altres nens. Tot s'ha d'adaptar per a ells. I si no hi ha recursos, doncs no hi ha adaptació. I aleshores hi ha exclusió. Recordo veure el meu fill al pati, en un racó, perquè no podia jugar a futbol amb els altres nens. De vegades, en aquell moment li feien una mica de fisioteràpia, per exemple, que per a ell és molt important. Exercicis respiratoris o logopèdia, tot això li anava molt bé. Costava molt trobar activitats que poguessin fer tots junts. Compartir el temps de lleure junts. Però no és fàcil. Avui encara hi ha col·legis que no tenen les rampes adequades per a aquests nois, o un caminador, per exemple, si el necessiten. Quan arriba el moment en què un noi no pot caminar, se'l volen treure de sobre. Hi ha de tot. Però el més significatiu i injust és que depèn de la Comunitat. En unes comunitats hi ha uns drets i en d'altres manquen, i això no està bé. S'haurien d'unificar els criteris. Crec que els més dependents han de ser els primers en estar ben atesos. Els recursos han de ser primer per als més dependents.

Al nen malalt no se li ha de dir, encara que sigui amb la millor de les intencions: «No et preocupis, que ja caminaràs!». Aquesta expressió és terrible! No caminarà mai, és a dir, ara per ara, mentre no es trobi alguna cosa. Per això cal investigar. Però a un nen amb una distròfia muscular, amb una malaltia degenerativa, no li hem de crear falses expectatives, falses esperances. Això és pitjor. Al contrari, li hem de parlar amb naturalitat del que té perquè ho vagi acceptant i normalitzant de la millor manera possible. I també hem de mirar d'educar-lo correctament. Diuen els especialistes, els psicòlegs, que un nen, quan està malalt i veu tanta atenció sobre si mateix, si se li permeten tots els desitjos, alguns acaben convertint-se en petits dictadors, abusant dels cuidadors, tirant-los les coses al cap, per exemple. Això no pot ser. Se'ls ha d'educar de la mateixa manera, amb els mateixos valors amb els quals educaries un fill sa. Amb això vull dir: exactament igual. No pot tirar res, no ha de cridar, no se li han de donar tots els capricis, exactament igual que faríem amb un fill sa.

Vaig fer un canvi de xip quan vaig començar a parlar amb altres famílies. Vaig entrar en contacte amb l'Associación de Enfermedades Neuromusculares de Madrid. Allà vaig començar a conèixer un altre món, a acceptar que érem molts els que estàvem en aquest vaixell, i jo, fins a aquell moment, anava sola en una barca, solitària, i no volia anar en aquell altre vaixell on hi havia centenars de persones. Quan els vaig conèixer, quan els vaig escoltar, alguna cosa es va transformar en la meva ment.

Recordo que el dia que els vaig conèixer, als pares i als nens, alguna cosa va canviar en mi. Em vaig dir: «Això no m'ha passat només a mi, hi ha molta gent! Et penses que ets especial? Doncs no! Això li ha passat a molta gent abans que a tu». Alguns ho havien superat, d'altres estaven en el procés, com jo. Intercanviar aquestes sensacions també ens acompanya molt. Ens animava molt. «No soc tan rara!», em deia. Ens passa a totes. Érem tan semblants en tots els sentits que ens sentíem part d'un grup. Totes necessitem sentir-nos acompanyades, sentir que no som tan rares. I aquí va canviar tot. Ara ho veig d'una forma molt diferent, però fins i tot en l'àmbit psicològic. Cal demanar ajuda psicològica. Cal parlar, vomitar, treure-ho, expressar el que sents, la por que tens... tot! I encara més amb un professional, que es queda allà amb tot i després se'n va. Tu també te'n vas però t'has desfogat. No s'ha de fer amb la família. Si tens algú que sàpiga fer de psicòleg, que es presti, pot estar bé. Però és millor demanar ajuda externa. No hem d'anar per la vida fent-nos els forts. A mi m'ha passat perquè va amb la meva personalitat. Sempre m'he fet la forta, però vaig descobrir que no ho era tant, i això és terrible, perquè ningú és tan fort, absolutament ningú, i si ets una persona sensible, encara menys. Ara ho faria tot de manera molt diferent. És el que deia al principi: cadascú recorre el seu camí, té els seus tempos. A mi em va sorprendre tot massa. No m'esperava res d'això. Qui s'ho espera? Totes les mares somiem tenir un fill preciós, meravellós. Totes tenim aquesta idea de la maternitat. Totes ho tenim idealitzat. Però cal dir-li al món que és més freqüent del que imaginem tenir un fill amb problemes. És molt, molt freqüent.

I encara vaig fer una altra bogeria. Durant l'embaràs del meu fill biològic, tot i ser un embaràs de risc, no em vaig fer l'amniocentesi. Això, ara, no ho recomanaria. S'ha d'evitar i jo soc d'evitar, però és que no sé explicar per què no ho vaig fer. Soc de prevenir i evitar problemes de futur, en la mesura que es pugui. Però, no ho sé, en aquest cas no ho vaig fer. Afortunadament tot va anar bé.

Aquest tipus de malalts, que el més normal seria que es queixessin, moltes vegades són els que es queixen menys. Potser perquè desenvolupen una fortalesa interior enfront de l'adversitat que els altres no desenvolupen. És una qüestió de compensació. Si tens problemes per moure't, què fas? Moure més el cap. És el que li passa al meu fill i altres malalts que conec. No es poden moure, però en canvi desenvolupen un món interior realment admirable. Són molt més profunds, sensibles, comprensius i tolerants. Tenen una paciència infinita, que els altres no tenim. Són éssers que en realitat evolucionen d'una altra manera. Evolucionen espiritualment molt més que els altres, perquè ells tenen tot el dia, tota la seva energia enfocada a allò que realment és important. Per això la seva vida sempre és grandiosa. Nosaltres, els altres, ens perdem en coses de no res, en foteses que no valen la pena, que no duen enlloc, que no aporten res i que no ens enriqueixen.

Al contrari, perdem massa temps. Ells no. Saben que tenen el temps molt limitat, i en realitat tots l'hi tenim. Tots tenim el temps limitat, però vivim com si això no fos així. Vivim com si no haguéssim de morir mai, però la mort pot ser molt a la vora. Quan ets molt conscient de la mort, ets molt més conscient de la vida. Valores molt més el que significa estar viu, allò que et dona vida, el regal que és la vida, en definitiva. I això t'ho ensenyen aquestes persones. Ells creixen molt més que nosaltres, n'estic convençudíssima, almenys tots els que he conegut, i, de passada, n'aprenem tots els que estem al seu voltant, perquè som satèl·lits d'aquests planetes. Som allà aprenent, girant al voltant, tot el dia observant-los, i aleshores ens inunden amb la seva llum, amb la seva força. Irradien tot això. Per a mi, aquesta és la perspectiva més interessant.

Mai no diré que la malaltia del meu fill m'ha fet millor persona o que agraeixo a la vida la malaltia del meu fill. No! No soc tan santa ni tan meravellosa. Però quan vaig assimilar que aquella era la meva realitat o la del meu fill, vaig entendre que o assimilava aquella realitat per ser feliç o la meva vida no tindria sentit i seria un drama intolerable de viure. Vaig decidir el primer. Es viu molt millor. No val la pena estar trist o amargat tot el dia. No, no i no. Perquè el meu fill no ho està pas. Aleshores, si ell no ho està, de trist i amargat, ho estaré jo que em puc moure, córrer o dutxar-me? Si jo puc passejar per la platja, pujar a una muntanya, menjar, assaborir-ho tot, tota la vida... m'he de queixar? No! Per a mi, aquesta és la perspectiva, el creixement interior que fas de les teves circumstàncies. Transformes això en: «Amb aquesta vida complicada que tenim, anem a treure-li el millor». Perquè la vida està aquí perquè la visquem i la gaudim. Amb dolor, esclar, perquè el dolor forma part de la vida, com els passa a tants milions de persones. Miro el món i veig que hi ha tant de dolor! Molta gent que pateix, molta injustícia. Anem a veure com podem canviar allò que depèn de nosaltres, com vivim la nostra vida, què els donem a aquells que ens envolten, què podem fer per canviar el que cal. Per això, vaig posar en marxa la Fundación Isabel Gemio. Perquè, a part de la desesperació per tenir un fill amb una malaltia degenerativa, amb el temps en contra, amb aquesta espasa de Dàmocles sempre damunt del teu cap, la fundació posa un granet de sorra per impulsar la investigació en aquest camp, en aquestes patologies, perquè s'investigui una miqueta més. Crec que tinc una responsabilitat com a ciutadana, i també crec que tots podem fer-hi alguna cosa. No només li hem de demanar a l'Estat que faci coses. Tot i que jo els demano molt a tots els polítics quan els veig, no paro de demanar-los coses i lluito per això. Però, a més de lluitar, de demanar i d'exigir, què fem nosaltres per canviar, per millorar les coses i per transformar-les? Què fem cadascú de nosaltres? És aleshores quan vaig decidir passar a l'acció. Algú va dir que la justícia comença per l'acció i jo hi estic d'acord, s'ha d'intentar. Quan familiars i malalts em diuen que la fundació és la seva esperança, doncs m'emociono, perquè una fundació treballa per a la ciència, per a totes les persones malaltes. I quan dic totes, vull dir totes les persones malaltes, no només les minoritàries. Perquè la gent es pensa que tens una fundació només per investigar les malalties minoritàries i això no és veritat. Ho diuen els científics. Quan s'està investigant, això és bo per a tots. De vegades s'està investigant una malaltia minoritària i serveix per a una majoritària, o a l'inrevés. Per tant, tota la investigació és avenç, és ajudar a erradicar el sofriment de l'ésser humà. Tot el que s'hagi pogut erradicar de les malalties incurables ha sigut gràcies a la investigació. No som conscients d'aquesta grandesa de la ciència. No cuidem prou els nostres científics. Al contrari, els maltractem, i els cal marxar a l'estranger. És aquí on hi ha la meva gran fita com a ciutadana.

Si no fas res, a què tens dret? Si no fas res per als altres, quan et passa a tu, a què tens dret? Que els altres t'ajudin? Al final, les xarxes de solidaritat transformen les coses, i tots en sortim beneficiats, absolutament tots. Tot pot canviar.

Ho he dit abans, el Gustavo irradia llum, espiritualitat, i això m'ha transformat i m'està transformant contínuament. Això és el que fa suportable el dolor. Si no, no sé què seria de la meva vida. De veritat, no sé com aguantaria. Quan m'enfonso, aquesta és la meva pastilla. Aquesta és la meva medicació. La meditació, l'exemple del meu fill, l'amor, els meus amics, els malalts, la gent que em dona tanta força, i sobretot també el convenciment que estic fent tot el que puc, aquestes són les meves medecines. Això em dona molta pau. Hi ha molta gent que pateix i que no pot tenir ni tan sols la cadira que té el meu fill. Que no tenen diners per comprar-li al seu fill tot el que necessita. L'Estat hauria d'ajudar aquestes famílies, evidentment, i si jo tinc el privilegi de dir-ho, ho he de denunciar. Si no ho fes, em sentiria pitjor, més egoista. Viure d'aquesta manera em dona forces i energies per continuar lluitant i somriure a la vida, que és el que vull. Continuar somrient perquè vull que el meu fill continuï somrient a la vida.

Una malaltia degenerativa, ja ho diu la mateixa paraula, va empitjorant la situació en tots els aspectes. El deteriorament mai no és psíquic, és només muscular. El meu fill està des dels 11 anys en una cadira de rodes, porta molts anys en una cadira de rodes, i això comporta problemes. Es va quedant sense forces, primer a les cames i després als braços.

Hi ha nois que, amb l'edat del meu fill, poden treballar bé amb les mans, per menjar, per fer servir el mòbil. El meu fill no ho pot fer. De distròfies musculars, n'hi ha moltes i molt diferents. La més greu és la del meu fill, però n'hi ha moltes, més de cinquanta, em sembla. De neuromusculars, n'hi ha registrades nou-centes i escaig, perquè contínuament es diagnostiquen noves malalties minoritàries, i això és una altra cosa que la gent desconeix. Fa uns mesos n'hi havia 6.500 de registrades, i ara ja n'hi deuen haver més. El més terrible d'una malaltia degenerativa és que no s'atura i sempre va a pitjor. Sempre hi ha males notícies. Demà serà pitjor que avui. Però ja no pensem en el demà. La meditació ajuda molt. No s'ha de pensar en el demà. En primer lloc, perquè ningú no té assegurat el futur. Tampoc els que estem sans. Per tant, per què hem de pensar en això? Per què hem de patir pel que ens passarà demà? No sabem què és el que ens ha de passar! Jo no vull treure el cap per aquesta finestra perquè tinc vertigen...

Segueixo buscant respostes. No sé tant com per negar res. Qui soc jo, davant de la immensitat i tot el misteri que amaga la vida, per negar res absolutament? Fins i tot, alguns científics dubten! Einstein tenia els seus dubtes. Tampoc em puc definir com a atea. Parlo de sentiments, del que sento, del que soc capaç de sentir i comprendre, i aquí em trobo molt limitada. Crec que estem en constant evolució, que venim del Big Bang i que hem arribat fins aquí gràcies a la curiositat de l'ésser humà. La curiositat de vegades et porta per camins foscos, quan s'utilitza negativament tota l'energia. Es fa mal, es creen coses terribles per matar. Però també et porta el que és positiu, que és tot el contrari, que és el millor del món. Però, encara que no soc capaç de sentir més enllà, de vegades em dic: «Hi ha d'haver alguna cosa! Vull creure!».

Vols creure que passen totes aquestes coses per alguna raó. Que existeix algú allà. Però em costa. Per a mi, com diu el meu fill, Déu és amor.

Si Déu existeix em perdonarà els meus dubtes. Perquè soc una petitesa davant d'Ell. Potser Déu pensa: «Mira, pobreta, encara no ho ha entès». Per tant, a aquest Déu no li recrimino res. Ben al contrari. Si existeix, Ell ha de saber per què ho està fent tot això. O potser no depèn d'Ell! Els humans volem creure que Déu mana en les guerres i tot això, i no! Les guerres les fem els humans! Li donem la culpa de tot a Déu. Tot el que és bo i tot el que és dolent ho fem nosaltres, i en el fons, culpar Déu és treure'ns la responsabilitat de sobre. És més còmode. Crec que hem de fer tots una mica més del que fem.

Soc partidària de l'eutanàsia. Ho he dit públicament, n'he parlat i he participat en campanyes. Vaig conèixer el Luís, un noi que demanava l'eutanàsia, i el vaig ajudar. Vam aconseguir moltes signatures. La societat està perfectament preparada per a l'eutanàsia, el que passa és que no li ho hem preguntat. Ni tan sols el CIS pregunta per l'eutanàsia, perquè no convé. La darrera enquesta en què es va preguntar hi va haver un 70 o 80 % de persones a favor. Perquè l'ésser humà, els ciutadans, sabem que a tots ens pot passar, i que envellir de certa manera, perdent la dignitat, o quan tens una malaltia irreversible, no vols aquest sofriment atroç. Ningú no es vol morir, això és claríssim, però tampoc volem un dolor, un sofriment inacceptable. El llindar del dolor que cadascú tolera és una cosa molt personal, molt íntima, i no es pot obligar ningú que suporti el que no és capaç de suportar. L'eutanàsia no obliga a qui no la vol practicar. Per tant, on és el problema? Es respecta la llibertat d'elecció de cada ésser humà, de cada individu. No hi ha res més gran que la llibertat d'elecció. Cadascú som amos de la nostra vida, de la manera en què la volem viure i com volem morir-nos. Crec que morim tal com vivim. Sobretot quan pots escollir. Crec que aquest és un dret que ha d'arribar, però és un altre tabú d'aquesta societat occidental. La gent no vol parlar de la mort, però tothom fa testament. Hi ha un gran problema amb els fills, els descendents. Quan arriba el moment és un problema enorme. No han deixat l'herència clara i els fills es barallen. Un fill vol desconnectar la mare, el pare o l'àvia i els altres no ho volen. Això s'ha de deixar ben clar! Les dues coses, el testament de l'herència i el testament vital de com vols que siguin els teus darrers dies. Que els teus fills no tinguin aquest dilema. Perquè al final fa mal, costa, i això ho ha d'escollir cadascú. Jo ho tinc claríssim!

Em pensava que era forta i he acceptat que soc vulnerable. El que no volia veure, al final ho he acceptat. És millor, perquè ja no em faig la forta. Quan necessito anar al psiquiatre, doncs hi vaig. Quan necessito una teràpia d'amigues i amics, llavors explico en veu alta el que sento. Ja no m'importa verbalitzar la meva fragilitat.

En general, les dones són molt sacrificades. Jo no ho soc tant. Penso que com que soc tan fràgil, a sobre, no seré sacrificada! Els primers anys pràcticament no sortia, m'endinsava en el meu món. Quan sortia, ningú no sabia el que jo estava passant. Em prohibia ser feliç a mi mateixa, passar-m'ho bé... com podia tenir una vida normal amb el que tenia el meu fill! M'ho vaig ficar al cap, i aquesta va ser la meva gran equivocació. Això és el que jo he passat. Però avui no. Vaig comprendre que si jo era una mare feliç, el meu fill seria molt més feliç, els meus dos fills i tots els que m'envolten. Vaig començar a entendre que aquesta era la meva realitat, que havia de tenir la vida el més normal possible, encara que tingués un malalt a casa. Les nostres celebracions, les nostres bestieses i no bestieses, bé, tot! Ja fa molt de temps que em vaig treure aquesta càrrega, aquest remordiment i no em sento malament si em diverteixo, si surto. Mai m'he sentit malament per això, ben al contrari, crec que això m'ha donat salut, força i energia. Quan veig aquelles mares abnegades els dic que és necessari sortir de la rutina. Una dona té dret a divertir-se, sortir a sopar, tenir una mica de vida al marge del seu fill o d'un familiar malalt. La vida no només és això, perquè al final acaben malament psicològicament. Acaben automedicant-se, acaben en una espiral de depressió. He conegut mares que pràcticament no tenen vida. Que només viuen per als seus fills. Cal ajudar-les. A moltes, econòmicament, perquè deixen de treballar perquè no poden pagar ningú que les ajudi, aquest és el problema. Necessiten ajuda, necessiten unes hores per sortir d'aquesta condemna, perquè encara que ho facin de gust, encara que estiguin molt convençudes que aquesta és la seva feina, ningú no pot amb les persones malaltes les 24 hores del dia. Han de tenir els seus temps de descans i de diversió, de sortir i atendre la parella o els amics.

Hi ha moltes mares, també de nens sans, que desapareixen com a persones. Les nostres mares, totes, van desaparèixer. No tenien vides, eren dones d'una altra generació, molt sacrificades per la família, pel marit i els fills. Deixen de ser elles mateixes, és com si fossin invisibles!

Hi ha d'haver un equilibri entre la dona, la professional i la mare. Jo mai no he renunciat a res. Ho he volgut tot i ho vull continuar tenint tot. És veritat que ara tinc una aturada en la meva vida professional, però tinc més temps per estar amb el meu fill. Les coses han anat així. Ara que he d'estar-me més amb el meu fill, doncs m'hi estic, però tampoc puc deixar la professió de banda. Si ho fes, no seria feliç. El dia que decideixi anar-me'n al meu poblet i seguir una vida contemplativa, llavors, d'acord. Però mentre no ho decideixi, no. Que no sigui per allò que les dones hem de ser allà i fer-ho tot. Soc una mare privilegiada. Puc permetre'm pagar una persona que faci les feines de la casa, que cuidi el meu fill i tenir un altre cuidador per al cap de setmana. Això és molt important: qui no s'ho pugui permetre de manera privada, ha de tenir ajuda pública. És així com ho veig.

Aquesta aturada professional m'ha permès escriure el llibre i fer un documental. Cal deixar que la vida flueixi. No tinc l'ansietat que tenia fa anys, quan m'imaginava la possibilitat de quedar-me sense feina. Quin drama! Ara ja sé el que és un cap de setmana. La qualitat de vida que ara tinc és d'agrair. A mi, la professió que tinc m'encanta i m'encantava el que feia. Per a mi no era cap sacrifici llevar-me a les cinc de la matinada. Com diuen els budistes, tot passa a fi de bé, i ara, en aquests moments, que m'estic més amb els meus fills, he pogut dedicar el meu temps al llibre i al documental, del qual me'n sento molt orgullosa. Es titula: *Jóvenes invisibles*.

Hi ha tants aspectes que fa falta visibilitzar. Per exemple, el sexe, que en aquesta mena de persones és tabú. De fet, el sexe, en general, és tabú a la nostra societat. Parlar de sexualitat en persones amb discapacitat és com parlar del sexe dels àngels. D'això no se'n parla, no es tracta, quin horror! A veure, són persones que tenen el mateix desig, els mateixos somnis que nosaltres. La sexualitat està en els cossos i en la ment, per tant, encara que tinguin dificultats, se'ls haurà de facilitar que desenvolupin al més àmpliament possible la sexualitat, que és dins de nosaltres. En el cas de les distròfies musculars, per exemple, el cos no et reacciona muscularment, però el cap sí. Per tant, el desig el tenen i se'ls ha d'ajudar. Soc partidària que això és normalitzi i que, evidentment, hi hagi terapeutes sexuals per a aquestes persones.

El Gustavo i el seu germà Diego són el yin i el yang. Els dos s'han fet costat, l'un a l'altre, i això ha sigut bo per a tots dos. Aquesta realitat, que no la tenen tots els nois, té les seves coses negatives; però ara és evident que tot és positiu. Per a qui està malalt, tenir un germà com el Diego, i per al Diego, tenir un germà com el Gustavo, que li rebaixa també les seves angoixes, les seves preocupacions d'adolescent. El Gustavo, que s'hauria de queixar, no es queixa de res, i això compensa. Sempre dic que soc una privilegiada i el Gustavo diu que és afortunat. Quan vam rodar el documental em va deixar sense paraules. Va dir que era molt afortunat. Va ser l'únic noi que sense haver-li-ho preguntat concretament va dir que era feliç. Li van preguntar: «Tu, com et veus, Gustavo?». Ell va respondre: «Jo? Feliç!». Això és increïble. Veritablement, tinc aquesta sort. He conegut moltes mares que em diuen que no tenen aquesta sort, que el seu fill és negatiu, que no ho porta tan bé, que està passant una etapa difícil. Reconec que si jo veiés el meu fill d'aquesta manera, em moriria. No depèn de ser positiu o no. Hi ha un procés. Hi ha persones positives que tiren endavant, almenys aparentment, perquè tots tenim els nostres petits cors dins, i les nostres angoixes. Hi ha dones tan valentes! Hi ha dones que tiren endavant en unes condicions molt dures. He conegut testimonis com per escriure un altre llibre! Per això m'agrada estar tant en contacte amb la gent, perquè en lloc de deprimir-me em donen una força tremenda. Quan ets tan conscient del que els passa de veritat, quan els veus i els mires als ulls, t'abracen, et toquen i diuen: «Que n'ets de forta, filla meva! Com lluites! Has d'estar contenta! Has de cuidar-te i estimar-te molt, perquè és increïble!». Aleshores a mi em donen força i em pregunto per què m'he de queixar. Però també he caigut molt. Molt més del que aparento. Però ho faig en privat, em desfogo i vinga, cap endavant! També hi afegeixo meditació, cosa que recomano molt. La meditació ha sigut la meva salvació i la meva teràpia, n'estic convençuda. Produeix alguna cosa en el cervell que no sé què és, però que està demostrat científicament. Hi ha estudis que estan demostrant que a la plasticitat que tenim tots al cervell li beneficia, i així aprens a viure i valorar més el present, a trencar i a posar un mur davant dels pensaments negatius.

A mesura que he anat madurant he entès que estimar és el més gratificant. És el que més ajuda a viure. Durant tot aquest temps he tingut diferents etapes en la meva vida personal. Quan van operar el meu fill tenia una parella que estava amb mi a l'hospital, i gràcies al fet d'estar amb mi a l'hospital durant tres mesos ho vaig poder portar millor. Va ser una de les etapes més dures, l'operació del meu fill: una operació d'esquena, d'escoliosi; però gràcies a la meva parella tot va ser més suportable. Entre els amics i ell, que anaven fent torns a l'hospital. En aquells moments, si no hagués tingut parella, crec que hauria estat molt més dur, moltíssim més dur. Les parelles, quan les tens, t'ajuden, et fan costat. Però les parelles van i venen.

La majoria de la gent parla de relacions estables. Jo no, jo tinc relacions inestables. Poden durar un any, dos, tres mesos o tres anys... No soc una persona d'una parella per a tota la vida. O potser no ha passat encara.

He conegut dones que m'han explicat que les seves parelles han abandonat, perquè no són capaces de suportar-ho. És molt difícil que una mare abandoni, tot i que n'hi haurà, però en general és molt difícil que una mare abandoni el vaixell, que abandoni un fill malalt. Això és molt difícil. Però també hi ha homes que són allà ajudant, col·laborant, vivint-ho tots dos igual. Tot i així, una parella que té un fill malalt, gairebé sempre, qui renuncia a la feina és ella. Això passa amb més freqüència. És molt estrany que sigui l'home que hi renunciï. N'hi ha, però és una excepció.

El Gustavo m'ha donat permís per explicar la seva vida. De fet, tots dos, el Gustavo i el Diego. Amb els meus fills, parlem de tot, i si no m'haguessin donat permís, no ho hauria explicat. Quan li vaig explicar que volia escriure un llibre sobre ell, primer es va quedar parat i després va dir: «Bé, esclar, jo també hi he de col·laborar, mama». Ell sap com n'és d'important la investigació i s'adona que hi ha altres nois que donen la cara. A més, si la seva mare es passa la vida dient als altres afectats que donin la cara, que facin un pas endavant, per què no ha de donar la cara el meu fill? He esperat fins que fos major d'edat. D'aquesta manera ha pogut decidir. El Gustavo ha entès que ha de fer alguna cosa. Ara jo soc la seva veu, perquè a ell li ha semblat bé. Va ser el primer en llegir el llibre, però em va dir: «Jo no vull llegir tot aquest totxo!». I jo li deia que per favor se'l llegís, per si havia de canviar alguna cosa o si hi havia res que no li agradava... Però ell insistia: «Jo confio en tu, mama, però no llegiré aquest totxo!». I no es va llegir el totxo. Algunes coses les hi vam llegir abans, quan eren a les galerades. La part del començament, quan era un nen, li vaig llegir moltes coses i ens emocionàvem tots dos. Ploràvem i em deia: «Para! No en vull sentir més!». Llavors parava. El Diego i el Gustavo saben que estem junts en això la vida ens ha posat en això i hem de fer tot el possible i ho continuarem fent.

Amb el Gustavo, ara passem una etapa bastant tranquil·la, sense ensurts. Sense urgències, que són molt habituals en aquesta mena de malalties, sense haver d'anar corrents a l'hospital. La veritat és que si ell està bé, el món a l'entorn està bé.

Ara té una nòvia que es diu Carol. Estan enamoradíssims, molt feliços. La vida ens ha canviat a ella i a mi, perquè totes les hores que hauria d'estar amb ell, s'estima més passar-les amb la seva xicota. Com qualsevol jove de 22, anys prefereix la seva nòvia que la seva mare per a la majoria de les coses. És lògic, ho comprenc perfectament i em va molt bé. D'aquesta manera no tinc remordiments, perquè és ell qui escull.

Això no m'ho esperava. Crec que cap mare en una situació semblant a la meva s'espera una cosa així. No crec en els miracles, però això que ha passat en les nostres vides és extraordinari i no estava previst. No entrava en els nostres somnis. Ni en els seus ni en els meus. Hi ha nois amb malalties que tenen relacions. Duraran més o menys, seran d'una manera o d'una altra, però amb la malaltia que té el meu fill, de veritat que no em pensava que pogués tenir una nòvia. Dono gràcies a la vida perquè el meu fill ha pogut conèixer el sentiment més meravellós: l'amor. Enamorar-se, estar pendent de la teva xicota, que li truqui, sentir-los com parlen, aquella tendresa, aquella dolçor, això és meravellós.

Actualment el Gustavo no va a cap centre, perquè com que la seva nòvia tampoc no hi va, prefereixen estar tot el dia junts. Se'n van al cine, a berenar, passen molt de temps junts. És feliç amb ella. En aquests moments viu aquesta etapa. El proper curs anirà a un centre, que potser no és l'ideal, perquè això no existeix, on fan alguna cosa, sobretot informàtica, música –que li agrada–, i també canten. D'aquesta manera, també coneix altres persones.

La seva nòvia no ocupa el lloc de l'assistent personal. Ell té un assistent personal. El necessita per anar al llit, per llevar-lo. La seva nòvia no ho podria fer, ni jo, ni ningú. Ha de ser amb l'ajuda d'un cuidador. Quan és a la cadira de rodes no necessita res més. Per donar-li el menjar, els que estem al seu costat l'hi donem, jo mateixa o el seu germà o la seva nòvia. Durant el dia, si no el necessita, el cuidador no està enganxat a ell. A més, se sentiria fatal. Per aixecar-lo o per ficar-lo al llit, sí que el necessita, perquè de vegades cal que l'ajudin a gratar-se, per exemple, o a canviar-se la màscara. Aquella màscara que impressiona, aquella màscara terrible. És molt dur veure'l amb aquella màscara. Però ell, aparentment, tot ho porta bé. Suposo que la processó li va per dins, però de cara als altres tot ho porta amb calma, com el Buda, impertorbable.

Ell no em vol fer patir ni tampoc vol fer patir la Carol. Té molt bon caràcter. Té una fortalesa interior inusual. Al principi del seu festeig, m'ho va amagar, perquè pensava que jo no ho entendria, com qualsevol noi. I encara més en la seva circumstància, perquè ni ell mateix s'ho imaginava. Però va arribar un moment en què ja no ho podia amagar. Se li veia a la cara.

El Gustavo i la Carol estan buscant un pis per independitzar-se. És molt complicat per a tots dos, però segueixen buscant, no han llançat pas la tovallola. Estem buscant alternatives.

En aquesta història que m'ha tocat viure hi ha coses bones, dolentes i regulars. Però també hi ha moltes coses meravelloses! Perquè en la nostra vida hi ha més amor que dolor, sens dubte.

«Quan tens adversitats, el més fàcil és baixar els braços i dir: "Ja ho faré demà, ja canviaran les coses". Crec que la perspectiva bona és dir: "Què puc fer per canviar-ho?", i després fer-ho».

ROBERTO DUEÑAS

Nascut a Madrid, Roberto Dueñas va ser jugador de bàsquet professional. Actualment és coordinador de l'escola de bàsquet de la Barça Escola, destinada a nens i nenes d'entre 4 i 12 anys. Fa 2,21 metres d'alçada a causa de tenir acromegàlia, una malaltia minoritària que afecta l'hormona del creixement.

A mi, mai m'ha agradat gaire explicar tot el que ara us explicaré. No m'ha agradat mai exposar el que em passava o dramatitzar sobre la malaltia. Sempre m'ho guardava per a mi, perquè per la meva personalitat soc així i ho seré sempre. Bé, ara potser no.

El meu nom sempre ha estat relacionat amb l'acromegàlia i per aquest motiu us ho explico aquí. Perquè la gent pugui tenir una mica més de coneixement del que comporta aquesta malaltia, i per intentar que la gent que la pateix se la pugui ajudar. Sobretot perquè crec que és important que es detecti aviat. Per poder millorar tots els processos de detecció i tot el que estigui relacionat amb la malaltia i amb la vida de les persones, cal parlar-ne.

Aquesta és la meva història. Jo havia començat a jugar a bàsquet als 16 anys, i després d'un any entrenant, el metge del club on m'estava, que era el Fuenlabrada, va veure que hi havia alguna cosa que no encaixava, perquè en cosa d'un any i mig vaig créixer uns 20 o 30 centímetres. En un primer moment no em van dir res. Em van fer diverses proves, i després ja ho van intuir. La malaltia es coneixia i quan ets un nen, els trets que es tenen són molt marcats, i en el meu cas eren molt evidents. Llavors els ho van explicar als meus pares, en què consistia i tot el que em passava. Després ells, a la seva manera, m'ho van explicar com van poder. Jo tenia 17 anys. No m'ho van explicar tot al principi, perquè ells tampoc no tenien tota la informació que podem tenir ara. Els meus pares no tenien ni idea del que podia passar ni del que significava això. Em van explicar que tot i que no s'havia de fer res immediatament, m'haurien d'operar. Van decidir esperar 3 o 4 mesos fins a acabar la temporada, i quan vaig acabar de jugar, cap al setembre, em van operar.

Jo veia que era diferent per l'alçada. Veia que sortia una mica de la normalitat dels meus companys d'escola, dels meus companys d'esport. En aquesta edat tampoc ets conscient del que significa ni del que comporta això. Quan m'ho van explicar sí que em vaig espantar una mica, perquè quan t'ho expliquen i et diuen que la malaltia és produïda per un tumor a la hipòfisi, que segrega moltes més hormones de creixement del normal, doncs et preocupes, tot i que en la majoria de casos són tumors benignes. Quan et diuen això amb 17 anys ho associes a alguna cosa estranya. A més a més, en aquella època començava a parlar-se'n més, de tot això dels tumors i dels càncers. Tot plegat, va començar a tenir la ressonància que ha fet que avui sigui una cosa més quotidiana. Tothom en parla d'això i crec que és bo. És important que la gent pugui explicar-ho sense problemes, perquè al final no són més que malalties. I sí, recordo que tenia una mica de por, perquè no sabia el que suposaria per a la meva vida. Però em van explicar que intentarien que pogués continuar jugant a bàsquet i només sentir això ja em va reconfortar una mica. Tot i que insisteixo que en aquella època pensava: «Què és això?». No sabia ben bé el que em passaria.

Vaig tenir una època en què ho vaig passar malament. Quan ets petit alguns nens són molt dolents. Fan comentaris que fan mal. Però al final també aprens a relativitzar, perquè hi ha coses que depenen de tu, però en aquest cas, en aquella època, tampoc podia fer gaire cosa a part de passar-ho malament.

Avui se'n parla molt del tema del bullying. Crec que sempre ha existit, desgraciadament. Jo mateix ho vaig patir, en certa manera, perquè quan vas a l'escola i surts de la normalitat, la gent, i encara més els nens, són molt de fer riure, de fer bromes, de riure-se'n del qui surt de la normalitat o del qui és una mica diferent. I en el meu cas va ser així. Quan jo anava a l'escola amb autobús, no me'n recordo la mida que feia, però a tothom li passava 3 o 4 caps, i a l'escola em passava igual, passava gairebé 40 o 50 cm a gairebé tots els nens de la meva classe. Llavors sí que em va costar perquè, a més a més, quan ets adolescent no tens la personalitat que vas adquirint al llarg de la teva vida i al principi et costa. Tothom et mira, tothom et fa comentaris i això, quan ets un nen, doncs és evident que no et fa gràcia.

Però al final els comentaris són gratuïts, i ja fa molt de temps que els sento. Els sorprèn més a la gent que va amb mi o als meus amics, que queden parats de les coses que et poden succeir o dels comentaris que et poden fer, però a mi, més enllà d'això, la veritat és que no. De vegades pots tenir un dia dolent i aquell dia no se't posa bé, que vagis caminant i que et facin un comentari que no et fa gràcia, però no va més enllà d'això.

Vaig tenir la sort de començar a jugar bàsquet i trobar-me amb aquest entorn, que era una mica més sociable per a mi, i, en certa manera, compensava. Vaig entrar en un equip i entrenava cada dia, i a mi això em va salvar de tota la resta. Perquè et trobes en un hàbitat en el qual tothom és com tu –em refereixo a l'alçada–, on ningú fa cap broma ni diu cap bestiesa sobre la teva alçada. Això et fa sentir molt més reconfortat i, en el meu cas, em va ajudar molt, perquè tots aquests problemes que en certa manera podria tenir a l'escola, el fet de passar-ho malament, quan arribava a l'entrenament era el paradís, em trobava en un entorn magnífic, en un entorn en el qual tothom em cuidava, i em feien sentir un més. Sentia que feies una cosa amb la qual gaudies. En el meu cas, el bàsquet em va ajudar moltíssim.

Sempre trobes algú, tant a l'escola com al teu voltant, alguna persona que crea empatia amb tu, que entén les coses i també t'intenta ajudar. Afortunadament, també hi ha gent bona que t'ajuda, que fa que t'integris més i que no et sentis malament. I en el meu cas, també hi va haver aquestes persones. De fet jo vaig estar estudiant a Madrid fins als 18 anys. Aleshores vaig venir cap aquí, cap a Barcelona, i un cop aquí, el nucli dur de les meves amistats van ser les del bàsquet. Els amics de l'escola, amb el pas del temps, els vaig acabar perdent, sobretot per la distància. Així doncs, la majoria de les meves amistats estan relacionades amb el món del bàsquet.

La malaltia et marca, evidentment. Quan això et passa amb 16 anys, com és el meu cas, et converteixes en una persona superintrovertida. El que intentes és relacionar-te amb la gent que t'és més propera, que és la gent que et coneix més bé, que té més comprensió cap a tu, i en certa manera et tanques. De vegades no fas segons què perquè tens por de la gent. Quan anava al col·legi, i tothom em mirava, sempre acabava marcant una mica dient-me: «Fins aquí podem arribar!». Hi ha malalties més greus que la meva, evidentment, però al final, aprens a relativitzar-ho tot.

En el meu cas, totes les coses que m'han anat passant des que em van operar, són d'agrair. Perquè sí que van dir que podria seguir jugant a bàsquet, però tampoc ho sabien al cent per cent. Per això jo sempre he sigut de dir: «Tot el que vingui, benvingut sigui». Aprens a relativitzar totes les coses. Soc un tio molt tranquil, gaudeixo del moment, de viure l'avui, perquè al final, no saps què passarà demà.

Potser sí que les malalties et marquen una mica com ets, com a persona, i sobretot, la predisposició que mostres cap a totes les coses que et passen. Jo crec que per a mi són diferents, me les prenc d'una manera molt diferent.

Quan em van operar, per tal de poder seguir jugant a bàsquet, no em van treure tot el tumor, em van deixar una resta del tumor. Aquest fragment continuava secretant l'hormona de creixement, i per controlar que els nivells de l'hormona de creixement fossin al més normals possibles, em van posar aquesta medicació. Els primers anys no vàrem aconseguir que els nivells es regularitzessin al que correspondria segons els valors de normalitat. Els primers 8 o 10 anys van estar ajustant els tractaments, amb nous medicaments que anaven sortint. I ara, fa un temps, potser els últims 14 o 15 anys, porto la mateixa medicació, que és una medicació que jo comparo amb la insulina. Al matí quan em llevo m'he de punxar. Amb aquest medicament els nivells de l'hormona de creixement i la IGF-1 estan controlats, que és el més important per tenir controlada la malaltia.

Després d'operar-me, quan vaig venir aquí, a Barcelona, per a tothom era públic que jo tenia una malaltia, així que no ho vaig haver d'explicar gaire. La gent del meu entorn ja sabia què era això de l'acromegàlia gegantisme, però tampoc sabien ben bé què comportava aquesta malaltia. Jo tampoc no ho he explicat gaire, perquè sempre m'ha agradat guardar-ho per a mi i per a la meva família. Tot el que em passava o quin era el tractament que havia de seguir i les conseqüències que podia tenir, tot això no ho explicava.

Tot just arribar a Catalunya vaig fer molta amistat amb el Tato i la Chus, la seva dona. Al llarg dels anys ens hem anat trobant per situacions professionals. Ell també era entrenador del Sènior B del Cornellà, que va ser on vaig començar a jugar. En l'època en què jo vaig arribar no existia el Barça B, com ara. Llavors els nanos que fitxava el Barça, però que no podien jugar en el primer equip, anaven a jugar amb el Cornellà. El Tato era l'entrenador del Sènior B, o sigui del segon equip del Cornellà. Quan els altres acabaven, ell començava a entrenar, a les 9:30 o les 10 de la nit, mentre jo era allà fent estiraments. Vam començar a parlar i a partir d'aquí va néixer la nostra amistat. Suposo que ell i el Toni, que és un altre amic meu que està amb mi des que vàrem començar, han sigut les persones amb qui més he parlat d'aquest tema.

Aquesta malaltia mostra uns canvis de fisonomia que són evidents en tots els malalts. Té una prevalença de 40 a 70 casos, més o menys, per milió. Això vol dir que hi ha uns 3.000 casos a tot Espanya. És una malaltia que la gent la té en edat adulta. De fet, dels casos que es produeixen a l'adolescència o a la infància, no en conec gaires. No sé si n'hi deu haver cap altre a Espanya, a part de mi. Segurament hi haurà algun cas, però són molt poquets.

Les conseqüències, a part que et canvia la fesomia i alguns trets, els òrgans interns també creixen una mica més. Hi ha diverses coses que et passen en el cos. Jo m'he de medicar, he seguit diversos tractaments. Vaig començar amb unes injeccions que eren cada mes, després eren cada 15 dies, i ara ho faig cada dia.

Al principi tot era més complicat, tenia més entrebancs. Recordo que la meva mare, pobre, patia, per trobar sabates. Quan era petit, quan tenia entre 15 i 17 anys, es tornava boja per trobar-me sabates i roba. Quan las sabates es trencaven, ella mateixa les cosia, perquè era molt difícil trobar-ne. Però després he tingut la sort d'estar relacionat amb el món del bàsquet i tot ha sigut més fàcil, per poder trobar totes aquestes coses. Amb el pas dels anys, tu no li dones tanta importància. Les portes, els llits, la roba, els cotxes i tot el que et pots imaginar està fet per a una mida estàndard, com dic jo. Per exemple, moltes vegades faig conya de les portes: totes es podrien haver fet 40 cm més altes, perquè hi ha espai suficient, però no ho fan, perquè tot està pensat per una talla mitjana. I el fet de ser gran vol dir que no podré triar models de sabates. Ho sé, no podré. Però al final aprens a relativitzar les coses. Aquestes coses els passen a molta gent. Donen massa importància a segons quines coses. De vegades dic, en conya, que intento buscar sempre la part positiva de les coses. I en el meu cas sempre explico: «Mira, per això no m'he de tornar boig quan compro uns pantalons. Jo només tinc aquest model de pantalons, no en tinc 40». Quan agafo unes sabatilles, em passa el mateix: no puc triar entre 20 models, tinc només aquest. Ho tinc molt més fàcil que la resta perquè no he de pensar gaire. I com això, doncs amb totes les coses.

L'any 1997 em van triar en el draft[1] de l'NBA, els Chicago Bulls. Em van convidar a conèixer les instal·lacions, a veure com treballaven, com entrenaven, i a veure si podia interessar que jo pogués ser allà. Quan vaig arribar va coincidir

1. Sistema de repartició dels drets de fitxatge de nous jugadors entre els equips d'una lliga o una associació professional de bàsquet, propi dels Estats Units.

amb la final de l'NBA, que jugaven els Chicago Bulls i els Utah Jazz, i vaig tenir la sort de poder gaudir d'aquesta final, l'última de Michael Jordan. Un parell d'anys abans d'això vaig anar a un campus de bàsquet de Nova York. M'hi van apuntar els meus pares, principalment per aprendre anglès. Eren quatre setmanes de jugar a bàsquet i aprendre anglès, tot i que en aquella època no en vaig aprendre gaire, la veritat, perquè al final hi anàvem un grup de nens del mateix equip i estàvem tot el dia junts. Llavors vàrem anar a veure un partit amistós, que estaven jugant dos equips de l'NBA, i un eren els Washington Bullets, on jugava en Muresan. Jo hi vaig anar d'espectador, i la gent es pensava que érem germans, i em demanaven autògrafs. Ell tenia la mateixa malaltia que jo. De fet, en Muresan és un jugador que va estar a punt de fitxar pel Barça uns anys abans que jo, perquè ell és una mica més gran. Però al final, per circumstàncies de la vida, va acabar fitxant per l'NBA. I després d'això, jo vaig acabar jugant al Barça. Tots dos, amb la mateixa malaltia, vàrem tenir els nostres camins una mica creuats.

Al començament d'entrar al club, els entrenaments eren diferents per a mi que per a la resta de l'equip. Amb la meva alçada, agilitat i coordinació hi havia coses que no estaven al meu abast. Però de seguida vaig passar a fer els entrenaments amb tots els altres. Tot i que si havia de córrer 100 metres, evidentment no ho podia fer a la mateixa velocitat que ho fa una persona d'1,60, 1,80 o 1,90 m. Quan érem nens, els entrenaments eren iguals per a tots. Però com passa en qualsevol esport, cadascú té les seves qualitats, i al final, l'entrenament és el mateix.

Vaig estudiar fins al BUP. No vaig fer la selectivitat. Vaig decidir dedicar-me exclusivament a l'esport. Els meus pares es van quedar a Fuenlabrada. Soc una persona molt familiar, una persona que m'agrada tenir sempre un entorn molt proper i em sento a gust amb la gent que tinc a prop. Els primers tres o quatre mesos em va costar. Venir de Madrid cap aquí, on tot era nou, diferent. Venir a Barcelona representava molts canvis. Al principi la meva mare va venir bastant sovint, i al final, la veritat és que vaig tenir la sort que em van ajudar molt. Als quatre mesos ja estava superadaptat. A més, el primer any compartia pis amb tres companys d'equip i tot aquest entorn que tenia a Barcelona em va tractar superbé des del principi. La veritat és que ho vaig passar força bé.

No recordo veure patir els meus pares. Els pares, el que no volen és que els fills els vegin patir. No tinc aquest record de veure els meus pares patint. Suposo que van patir, perquè després ho hem parlat i és normal que quan t'expliquen aquestes coses que li passen a un nen tan jove, t'espantes. I segur que ho van passar malament. Però tant el meu pare com sobretot la meva mare, sempre m'han reconfortat moltíssim. A més a més, sempre m'han animat i quan he tingut un problema, sempre m'han donat suport i sempre n'hem parlat i m'ho han explicat tot. Sempre han estat molt comprensius amb mi. Soc el que soc gràcies a la meva mare, principalment, i també al meu pare, però la figura de la meva mare és molt important a la meva vida.

Per a mi, els pares són la part fonamental de l'educació d'un nen, i de com serà el dia de demà. Els pares haurien de ser molt més conscients del que fan en el dia a dia amb els fills, perquè les seves actituds i les seves maneres de fer les coses marcaran el seu futur. És molt important que valorin el treball, l'esforç, sacrificar-se per les coses. Crec que són coses que últimament s'han perdut una mica. Són valors que no només són necessaris per a l'esport. Al llarg de la seva vida, per a qualsevol cosa que vulguin fer, sense aquesta capacitat d'esforçar-se per fer el que sigui, si no donen valor a les coses, tot els costarà molt més. Cal aprendre a lluitar, a treballar pel que realment vols, i si tens aquestes capacitats una mica diluïdes, serà molt difícil aconseguir-ho.

Tots ens hem d'esforçar. Jo ho he hagut de fer, com tothom. Hi ha gent que té moltes més facilitats, i hi ha gent que, per desgràcia, el seu camí és més complicat. En el meu cas, no em puc queixar. Sí que m'he hagut d'esforçar molt i en molts punts de la meva carrera he patit per circumstàncies físiques. He tingut molts problemes, però, al final, quan et passen coses físiques o problemes de salut, quan veus que has tingut l'oportunitat de fer coses que t'agraden, això fa que tinguis més coratge o més ganes de dir: «Ostres! M'esforçaré una mica més, lluitaré una mica més perquè estic fent una cosa que m'agrada, estic fent el que vull fer». Llavors, quan tens clar què és el que vols, que hi vols arribar i que vols ser allà, a mi, això em va servir d'estímul per lluitar encara més. Quan tens adversitats, el més fàcil és baixar els braços i dir: «Ja ho faré demà, ja canviaran les coses». Crec que la perspectiva bona és dir: «Què puc fer per canviar-ho?», i després fer-ho. No cal esperar tres dies, perquè segurament d'aquí a tres dies ja no té remei. I amb aquesta filosofia visc, des que tinc una mica d'ús de raó fins avui. Perquè realment crec que és l'única manera de fer les coses.

L'altre dia ho parlava amb el meu pare. El meu pare ha treballat tota la vida, muntava sostres. Amb ell fèiem conya. Parlava amb la meva mare, que ho faig cada dia, i ell va entrar a la conversa. Parlàvem d'una cosa relacionada amb l'escola. Explicava que ell sempre arribava el primer a treballar, i que es quedava l'últim en acabar. Que ell sempre era una mica exigent amb la resta de companys, i ho podia ser perquè era el que sempre arribava primer i el que marxava l'últim. Jo crec que aquesta és una ensenyança molt bona. Tu has de ser un exemple per als altres, perquè si vols reclamar res dels altres, has de ser un exemple, o si més no intentar ser un exemple en tot.

Ara em dedico a treballar amb nens. És curiós perquè el primer dia, quan em coneixen pensen: «Ostres...». Però quan hi convius, i ens trobem sovint, aleshores tot es normalitza. Sempre faig la broma del mobiliari. El mobiliari que hi ha allà! Ja no et sorprèn si el veus cada dia.

Soc molt afortunat de formar part de l'Escola del Barça. Per a mi, treballar amb la canalla i la gent jove trobo que és molt reconfortant. Sobretot perquè m'agrada molt. Els nens, el que tenen de bo és que sempre estan contents, per ells no hi ha problemes. El fet de treballar amb gent jove, em fa sentir encara més jove del que soc, i m'aporta coses que per a mi són importants. Intento transmetre totes les coses que jo he pogut aprendre al llarg de la meva vida i inculcar certs valors que jo crec que avui en dia són molt importants. Ho intento. De vegades ho aconsegueixo i d'altres no.

L'acromegàlia normalment es produeix en edat adulta i es desenvolupa molt a poc a poc. Quan et passa de nen o d'adolescent, com és el meu cas, la denominació és acromegàlia gegantisme. Llavors els canvis de fisonomia són molt més radicals que quan ets adult (40 o 50 anys). És per aquest motiu que he participat en moltes campanyes per diagnosticar-la aviat, perquè és una malaltia que sempre es diagnostica molt tard. Com que va molt a poc a poc i tu no notes res, costa de diagnosticar. Tu et sents normal. De vegades et pots sentir més cansat, tenir mal de cap (perquè el tumor és a la hipòfisi, al cap) o petits símptomes que et diuen que passa alguna cosa; però físicament els canvis es mostren molt a poc a poc. En una de les campanyes en les quals he participat, durant deu anys hem fet un seguiment fotogràfic per veure els canvis que es van produint (la mandíbula més gran, el front, les mans). Això fa que la gent s'adoni dels canvis, malgrat que sigui una cosa que va passant lentament. Et vas mirant al mirall i al cap d'un any dius: «Potser m'estic fent gran, potser m'estic fent vell!». Com en la majoria de malalties, com més aviat es pugui detectar és molt més factible que la recuperació sigui més ràpida i puguis tenir menys malalties relacionades.

La meva vida seria molt diferent si no hagués tingut acromegàlia. Totalment diferent del que ha estat, segur. Alguna vegada he pensat, tot fent conya: «Si tingués el geni de la llàntia meravellosa, quins tres desitjos li demanaria?». Potser només li demanaria ser una setmana en un lloc que ningú em conegués, en algun lloc del món que ningú em mirés. Però soc com soc, i no canviaria res del que ha passat, ni res del que he pogut viure, ni del que he pogut gaudir, de totes les coses que m'han passat al llarg de la meva vida. I em quedo amb això. Si jo fes 1,80 m no sé si la meva vida hauria sigut millor. Definitivament, em quedo amb això. Amb totes les pedres que hem trobat en el camí –perquè n'hem trobat, de pedres–, estic satisfet amb totes les coses que m'han passat. Evidentment, si pogués triar tot el que té a veure amb la salut, hauria preferit que no m'hagués passat res. Però com que m'ha tocat, he d'intentar portar-ho al millor possible.

A mi m'agrada molt llegir, i suposo que precisament per la malaltia que he tingut, m'agrada molt la medicina. Potser, si no m'hagués passat el que m'ha passat, no hauria tingut aquest interès per la medicina. Potser hauria estat metge!

Una de les coses que diferencia la meva malaltia de la resta dels meus companys d'esport és que això que em passa a mi és per a tota la vida. Sempre dic, en conya, que quan fas 1,60, 1,70 o 1,80 m, i deixes de jugar, amb el pas dels anys, la gent s'oblida de tu. O deixes de ser conegut perquè la gent ja no et té tant a la memòria, i al final les generacions van creixent, i els nens ja no et coneixen. En el meu cas, a l'escola, els nens em coneixen a través del pares, que els expliquen que jo vaig estar jugant al Barça.

A mi em sembla que les malalties minoritàries tenen menys recursos per al seu estudi. Crec que, a les farmacèutiques els interessa poc crear medicaments o fàrmacs que puguin solucionar aquestes malalties perquè no els aporta beneficis, que desgraciadament és l'únic que els interessa. Llavors, tot el que es pugui fer per a la investigació –però no només en relació a aquesta malaltia meva, sinó també amb totes les malalties minoritàries–crec que és fonamental, perquè si tinguéssim la capacitat d'investigar més, estic segur que podríem trobar fàrmacs que millorarien la vida de les persones. Aquesta hauria de ser l'única preocupació que haurien de tenir els polítics i la gent que realment pot fer alguna cosa: fer tot el necessari perquè la vida de les persones sigui millor.

A mi m'agrada molt la cara que fan els més petits la primera vegada que em veuen. Fan cara de sorpresa i diuen: «Ostres!». Són brutals, aquestes cares. Crec que les nenes empatitzen molt més amb aquests tipus de situacions. Per la meva experiència a l'escola de bàsquet, també m'he adonat que la gran majoria de les nenes –un percentatge molt alt, i amb diferència– tenen una capacitat d'esforç més gran, de sacrifici, camaraderia i empatia. Crec que la majoria de les nenes, en casos relacionats amb això, tenen molta més empatia que els nois.

A un nen amb acromegàlia li diria que estigués tranquil i que no doni importància als comentaris que li puguin fer a l'escola. Que al capdavall sortir de la normalitat no és res de l'altre món. Hi ha d'haver persones de tot tipus. Hi ha persones diferents, i en la diferència hi ha la riquesa.

Intentaria explicar-li les coses que m'han anat passant perquè, quan tens una malaltia de la qual tens poca informació o de la qual no tens tot el coneixement suficient, tens dubtes del que passarà i de quins problemes tindràs. Penso que quan ets conscient o t'expliquen molt bé totes les coses que et poden passar, ningú et traurà el fet de poder patir més o menys, però quan ets conscient del que et pot passar o en tens la informació, ho vius d'una altra manera.

Quan et diuen que tens un tumor al cap de seguida ho relaciones amb el càncer i potser creus que estàs molt fotut i que et moriràs. Si això m'hagués passat fa vuitanta anys, segurament amb l'edat que tinc, avui no seria aquí. La falta d'informació et fa tenir molts dubtes de moltes coses. El que passa és que és molt complicat, perquè vas a l'escola i no saps què et passarà. És una cadena. En aquesta cadena, els pares són la baula principal. Si als fills no els eduques com cal, no aprenen que no han de fer la guitza als nens de l'escola que són diferents. Per què ho fan? Doncs perquè potser venen de famílies desestructurades, o potser de famílies en les quals no han donat prou importància a l'educació dels seus fills. Al final, tot això ho transformen amb agror en contra dels nens que surten de la normalitat. Jo ho tinc tot molt interioritzat. Ja no dono importància a les coses que em poden dir. Però sí que me'n recordo, sobretot quan tenia aquesta edat, a l'escola, que els nanos es ficaven amb mi. Sí que hi va haver una època que a mi no m'agradava anar al col·legi. Els nanos es ficaven amb mi i jo tenia una sensació molt desagradable. Vaig intentar explicar-ho. Però com li expliques a un nen que això no hauria de passar... però passa! Per ajudar-lo has d'intentar que s'envolti de gent amb qui es trobi de gust. Però és complicat. És una cadena molt tancada en la qual, per a mi, les figures principals, són els pares. Si volem posar fil a l'agulla caldria intentar canviar-ho, hauríem d'abolir el bullying. Fer el que fos perquè no succeeixi.

Els pares són la primera peça, la peça fonamental. Després els professors i els companys. Finalment, tothom. Tothom s'hi hauria d'esforçar al màxim. Però crec que això avui dia està, tristament, molt arrelat, i hauríem d'intentar canviar-ho, perquè hi ha casos molt clars i molt evidents.

No parlo només del tema del físic. Hi ha nanos que els peguen i això em sembla una barbaritat! És un tema molt delicat. Quan tu no ho pateixes, no hi dones la importància que té. De vegades hi ha algun cas que coneixes, i llavors cal donar-hi molta importància. Jo n'hi dono molta. El meu record més desagradable o el que a mi em va costar més, al principi, va ser quan anava a l'escola i anava en autobús. Tocava gairebé al sostre, sentia els comentaris de la gent, veia les seves mirades. Però tu no tens una personalitat, amb 15 o 16 anys, tan desenvolupada per poder adonar-te que el que fa aquesta gent, els seus comentaris, no cal fer-los. I això t'afecta. A mi em va afectar, evidentment. Si fos pare intentaria explicar això, que és molt difícil d'explicar, i sobretot molt difícil d'explicar a un nen. La comprensió que té un nen és totalment diferent de la que pot tenir un adult.

D'anècdotes que m'han arribat a passar a causa de la meva corpulència i grandària, en podria explicar mil. N'hi ha una que és molt graciosa i que, a més a més, vaig ser jo qui la va propiciar.

Una vegada, quan jugàvem amb el Barça contra el Fuenlabrada, vàrem anar a entrenar al pavelló, amb un autobús des de l'hotel. El Nacho i el Saras –el Saras Jasikevicius i el Nacho Rodríguez, que ara està de General Manager del bàsquet– van començar a fer conya: «On és la parada de l'autobús?». Perquè tots coneixien la història que a mi em va trobar en una parada d'autobús un entrenador del Fuenlabrada. En conya, els vaig dir: «No patiu, jo us hi porto». Llavors vàrem anar tot l'equip amb autobús fins a la mateixa parada. El Saras i el Nacho van baixar de l'autobús, i un es va posar a collibè de l'altre, i es van posar a fer el ximple a la parada imitant un tio de 2,20 m! Vam riure força, tots plegats.

I com aquesta, n'hi ha moltes més. Jo sempre dic que en aquesta vida cal riure's de si mateix. Per això soc el primer en fer bromes de tot tipus sobre mi mateix.

Les preguntes de la gent han sigut les mateixes durant els últims 25 anys. Quina alçada fas? Quin peu calces? Que t'ho digui un nen, ho puc arribar a entendre. Que t'ho digui una persona de 40, 50 o 60 anys sorprèn una mica més. Però ja hi estic habituat, em passa tot sovint. De vegades vaig a fer una xerrada en un col·legi o a jugar un torneig on hi ha una pila de nens, però tanco el tema de seguida. El primer que els dic és: «Mireu: faig 2,20 m d'alçada i calço un 54 de peu. I ara pregunteu-me coses interessants!». Però jo mateix ho puc arribar a entendre, perquè estic acostumat a rebre els mateixos comentaris quaranta vegades cada dia. Si em passen coses que per a mi són habituals, entenc que la gent no ho sàpiga i se'n sorprengui. No hi ha més remei que viure amb això. Si no te'n rius d'això, estaries sempre amargat.

Mirades per a La Marató

Una mirada única de 10 fotògrafs catalans

Mirades per a La Marató

Catalunya és un país amb una llarga tradició fotogràfica que ha documentat els canvis socials i ha sigut també una eina potent d'expressió creativa.

Per primera vegada, *El llibre de La Marató* acull la mirada dels fotògrafs catalans de referència, sobre les malalties i les persones malaltes. Una mirada única que, amb sensibilitat i respecte, ens mostra instants irrepetibles, plens d'intimitat, força i esperança.

Sigui en blanc i negre o en color, a través del fotoperiodisme, la fotografia de carrer, el retrat o l'abstracció, cadascuna d'aquestes imatges és una història en si mateixa i és també una mostra de l'obra d'homes i dones fotògrafs de diferents generacions i escoles creatives.

Aquesta diversitat d'estils i creadors vol contribuir a *El llibre de La Marató* amb la mirada màgica que tenen les grans figures de la fotografia quan posen l'ull darrere la càmera.

AQUELL NEN DE 1967

La Nit de Nadal de 1967 Joana Biarnés va fotografiar aquest nen orfe en un hospital. Sempre conscienciada pels temes socials, a la dècada de 1980 va deixar la professió desencantada, després que no li volguessin publicar la història d'un home que s'havia curat del càncer. Va tornar a la fotografia, trenta anys després, amb un treball centrat en joves afectats de paràlisi cerebral.

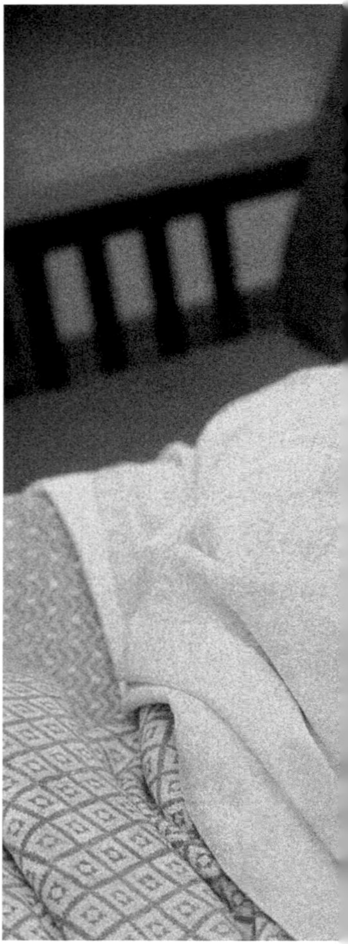

JOANA BIARNÉS I FLORENSA

(TERRASSA, 1935-2018)

La primera dona fotoperiodista de l'Estat, va fotografiar l'Espanya dels anys seixanta, setanta i vuitanta. Va retratar Dalí, The Beatles, Rudolf Nuréiev, Jackie Kennedy o Raphel, entre d'altres. En els darrers anys, la seva obra ha estat reivindicada amb un documental, nombrosos guardons i exposicions. Va morir el 19 de desembre del 2018 als 83 anys.

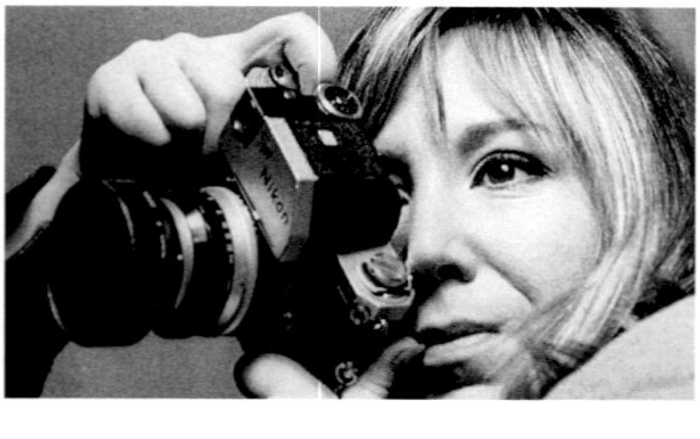

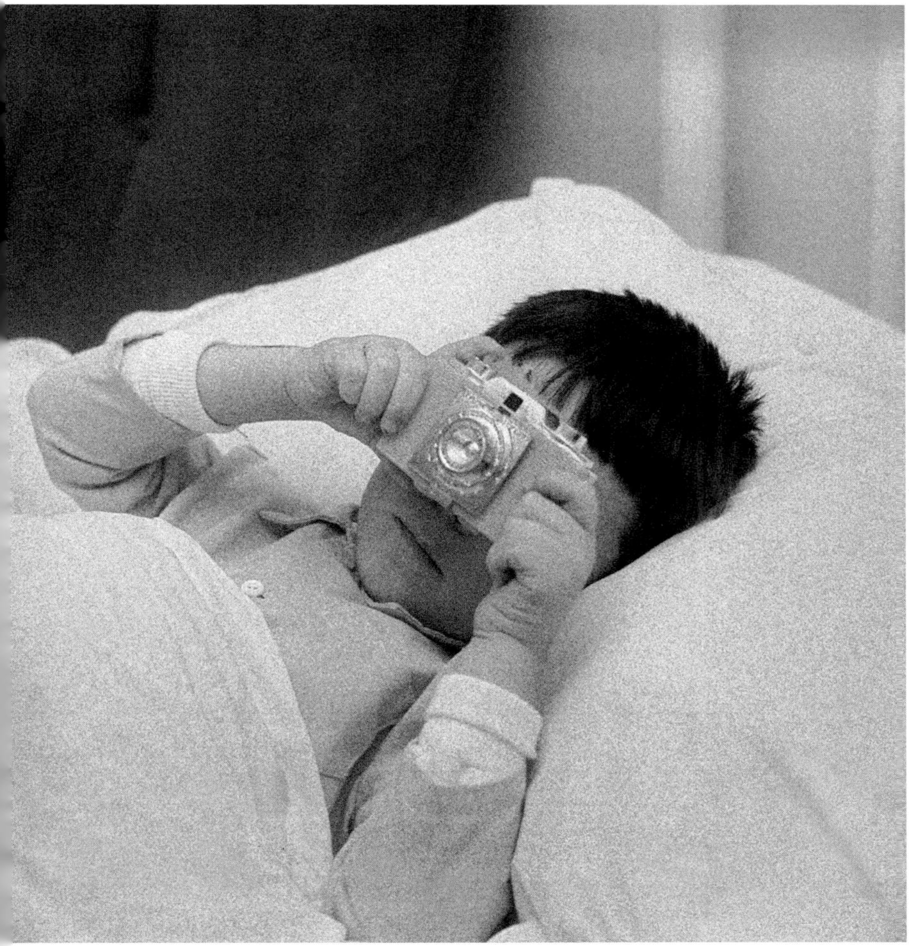

Mictlan#04407

Fototeca Pedro Guerra, Mérida, Mèxic, 2019.
Des de fa uns anys visito arxius i col·leccions fotogràfiques a la recerca d'imatges «malaltes», imatges deteriorades a causa d'una conservació defectuosa. Quan la patologia és severa, aquestes fotografies acaben perdent el vincle amb la realitat que documentaven i esdevenen testimoni del seu propi «patiment». Em semblen, per tant, una eloqüent metàfora del dolor.

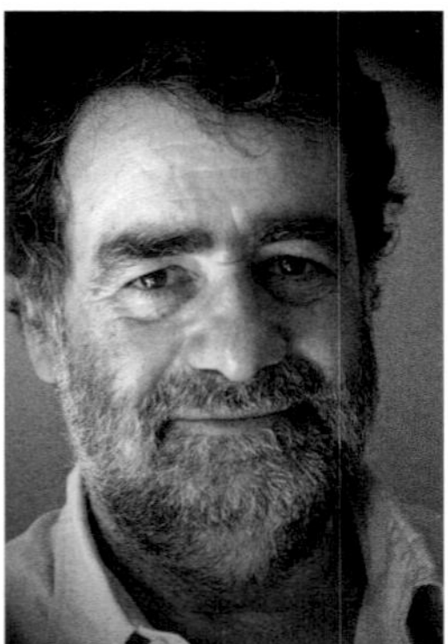

Joan Fontcuberta

(Barcelona, 1955)

Durant més de quatre dècades, ha desenvolupat un treball artístic centrat en el camp de la fotografia, desplegant, a més, una activitat plural com a docent, comissari d'exposicions i escriptor. El seu darrer llibre, amb coautoria de Xavier Antich, és *Revelacions. Dos assaigs sobre fotografia* (Arcàdia, 2019).

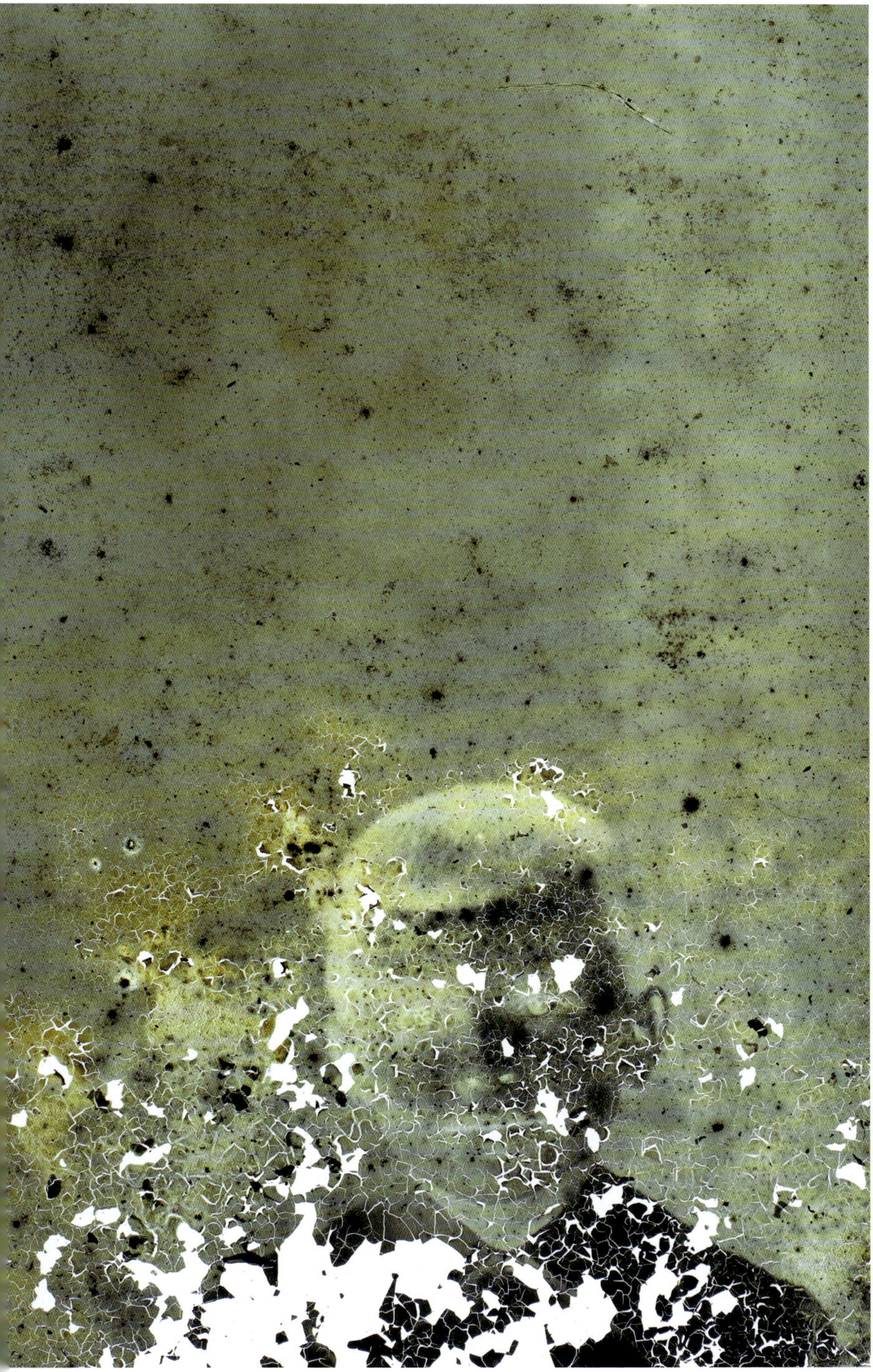

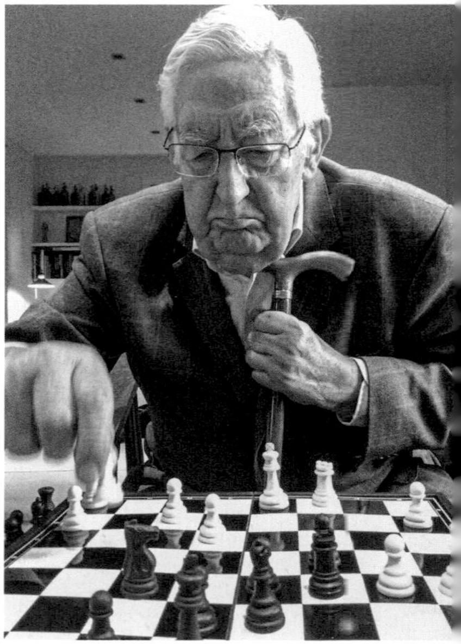

SANDRA BALSELLS

S'inicia professionalment a Londres el 1990. Durant una dècada cobreix les guerres de l'antiga Iugoslàvia. Autora del llibre *Balkan in memoriam* i coautora dels documentals *Dying for the Truth* i *Retrats de l'ànima*. Durant 25 anys ha realitzat nombrosos reportatges internacionals. Guardonada amb el Premi Ortega y Gasset a la millor tasca informativa del 2006. Des del 1995 compagina la seva activitat fotoperiodística amb la docència a la Universitat Ramon Llull.

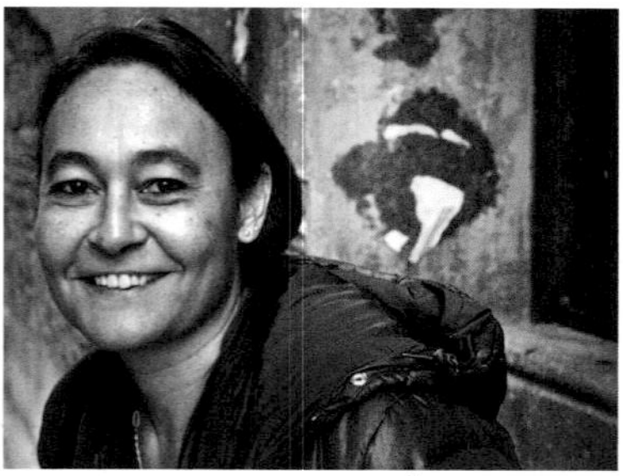

© Natalia Lázaro

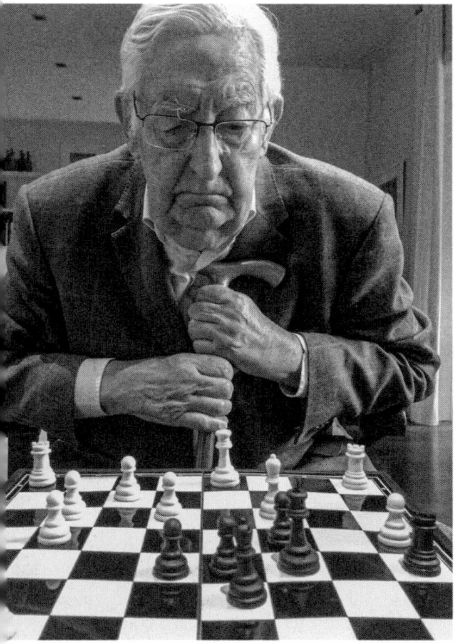

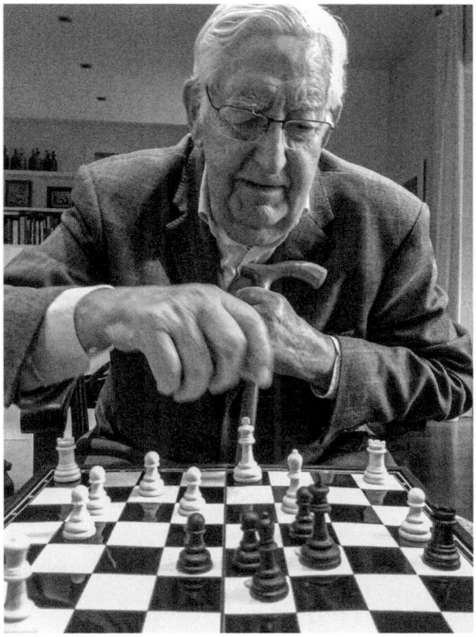

El meu pare, ja malalt, guanyant-me als escacs

La malaltia va irrompre bruscament amb les primeres caigudes. Després va arribar la manca de mobilitat a les mans, la pèrdua de veu, la dificultat per engolir... Al sis mesos ens van donar el diagnòstic: el pare tenia ELA. Quin desconcert, quin dolor! Conscient que m'havia de començar a preparar per al comiat, vàrem compartir paraules, silencis, partides d'escacs... El referent més important de la meva vida s'apagava, afectat per una malaltia despietada que ens va colpir per sempre.

Tino Soriano

Fotògraf, docent i escriptor nascut a Barcelona i posseïdor de nombrosos guardons nacionals i internacionals, com el World Press Photo, quatre Fotopres, el Premi Nacional de Comunicació de la Generalitat de Catalunya 2018 en la categoria de Premsa, el Humanity Photo Award de la Unesco, i també la Societat Geogràfica Espanyola li va concedir el Premi Imatge 2015 per la seva trajectòria. El seu treball personal sobre el món de la medicina, iniciat el 1987, li va suposar un reconeixement especial de l'Acadèmia de Ciències Mèdiques de Catalunya i de l'Organització Mundial de la Salut per la seva tasca de divulgació de la sanitat a través dels seus reportatges fotogràfics.

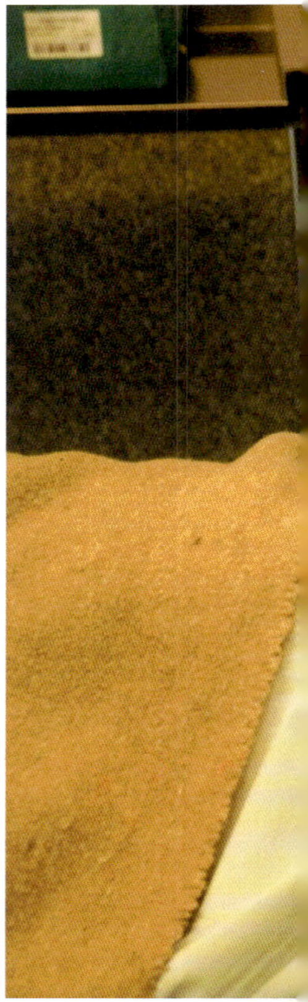

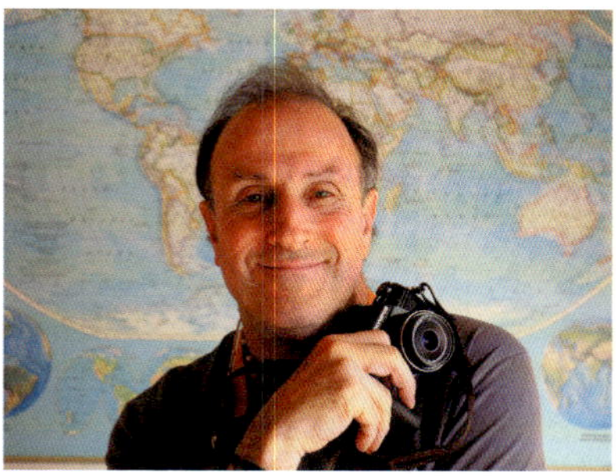

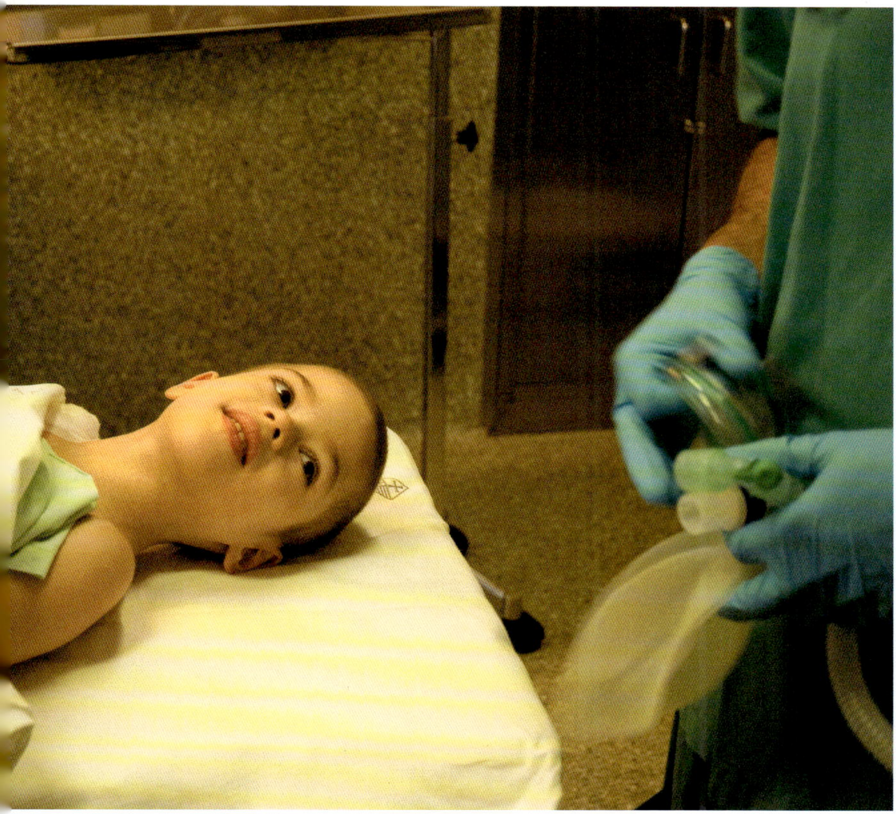

Camí del quiròfan

L'Amber Pons, tranquil·la, mira des de la llitera un dels infermers que la porta a la sala d'operacions de l'Hospital de Sant Pau de Barcelona per sotmetre's a un trasplantament de moll de l'os. Uns minuts abans, ella mateixa ha tranquil·litzat la seva mare, la Mariló. Molt sovint, els nens, a causa de la gravetat de la malaltia i les dificultats del tractament, desenvolupen una maduresa excepcional. El pare, en Dan, es va quedar cuidant l'altre fill seu.

Deixa que el vent parli...

Deixa que el vent parli... de la nostra fragilitat.

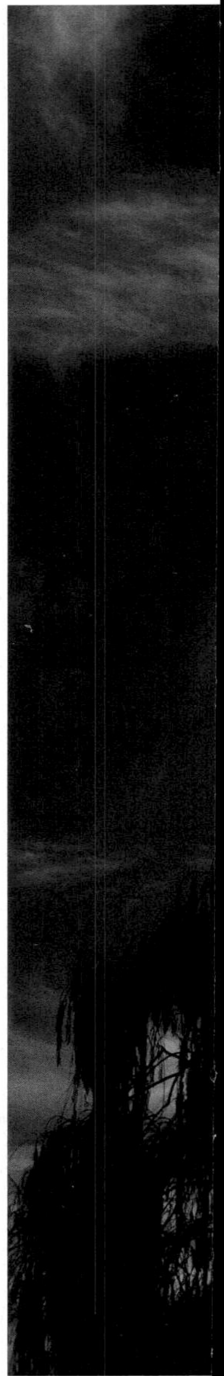

Manel Esclusa

(Vic, 1952)

S'inicia en fotografia a l'edat de 8 anys a l'estudi fotogràfic del seu pare. L'any 1974 li concedeixen una beca de fotografia de la Dotació d'Art Castellbach i assisteix als Stages Internationaux de la Photographie d'Arles. Realitza la seva primera exposició el 1973 a la Sala Aixelà de Barcelona, i des de 1975 exerceix la docència en fotografia. Actualment compagina el desenvolupament de la seva obra personal amb l'activitat docent de creació visual a l'Escola Universitària EINA. La seva obra fotogràfica forma part de col·leccions públiques i privades.

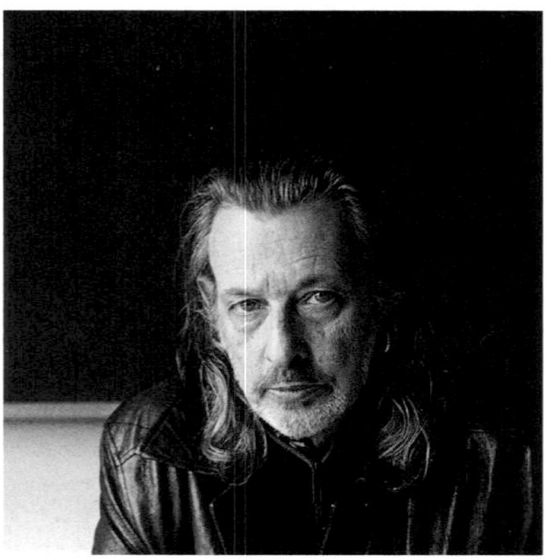

© Carla Cobas

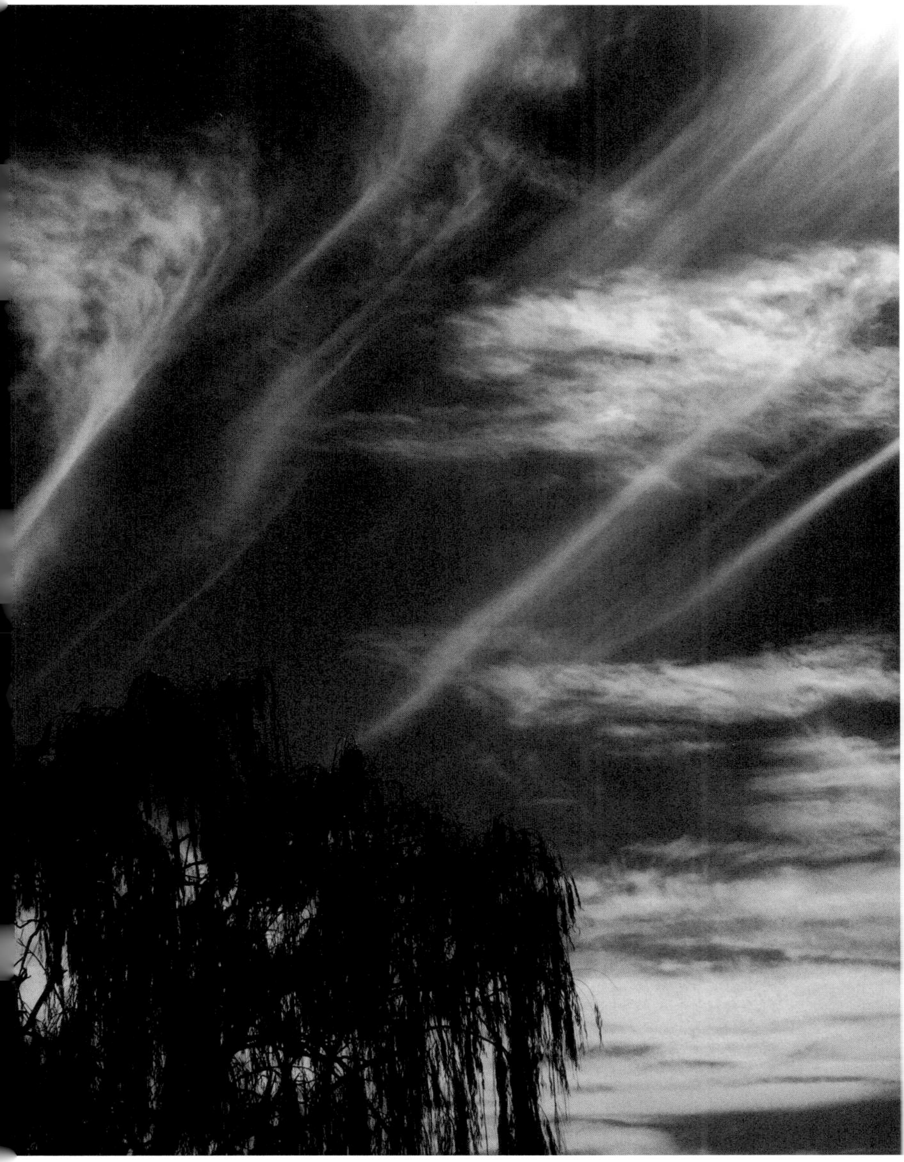

COM EL PEIX FORA DE L'AIGUA

L'Elena té 35 anys i va néixer amb ictiosi, una malaltia genètica que li produeix escames visibles a la superfície de la pell. El seu nom deriva del grec ichthûs, *que significa 'peix'. A causa de la transmissió genètica de la malaltia, l'Elena i en Christian, el seu marit, han optat per la fecundació in vitro, per no transmetre la patologia al seu fill Aaron. «Només el mar és capaç de curar-me les escames de la pell. És capaç, fins i tot, de donar-me forces per portar vida en aquest món».*

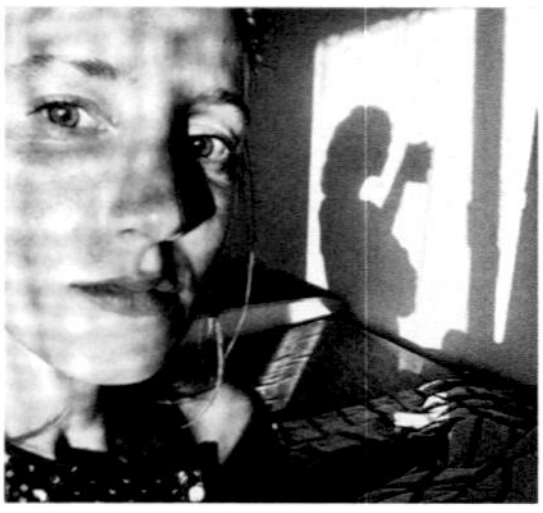

MARIA JOU SOL

(BARCELONA, 1991)

Utilitza la fotografia com a mitjà d'expressió artístic i com a eina de transformació social. S'inspira en les persones i els moments que es perden en la memòria, tractant de congelar-los per preservar-los durant més temps. El que més li fascina de la fotografia és la capacitat que té per apropar-se a la realitat però, tanmateix, per allunyar-se'n.

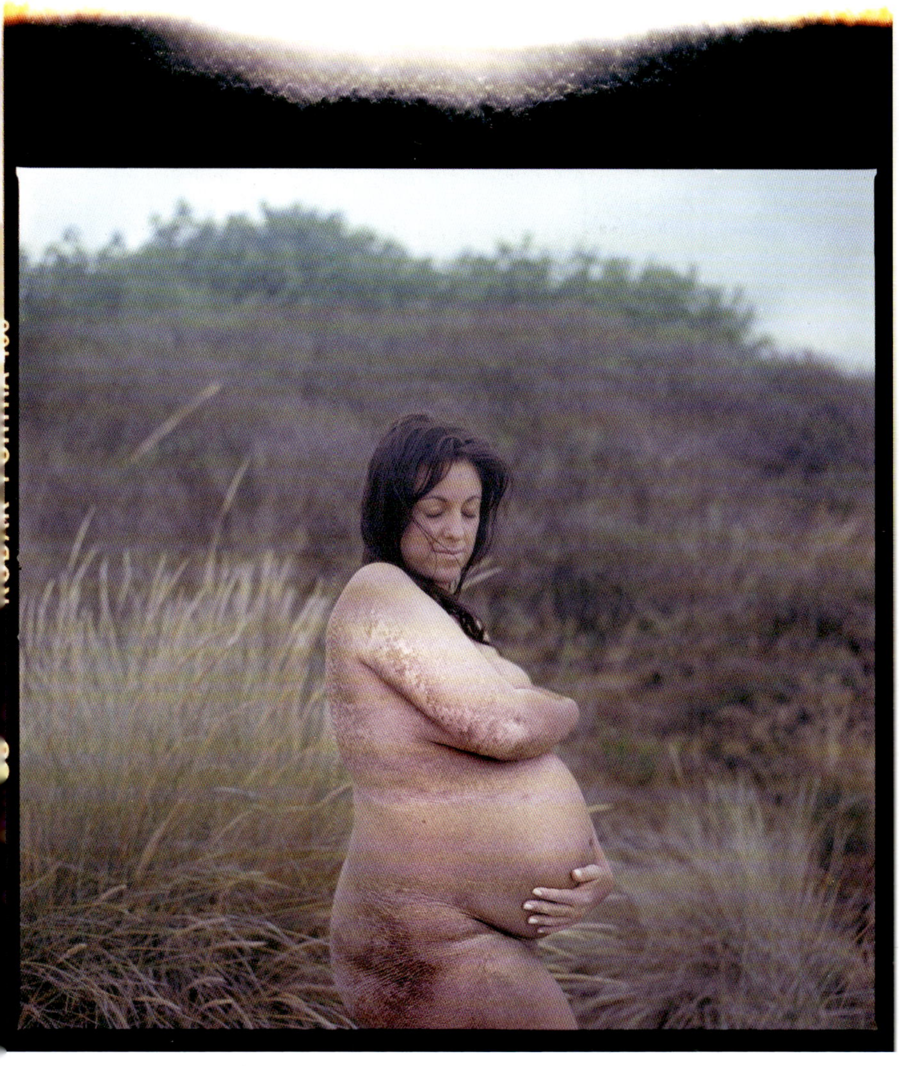

Siluetes

El joc de contrastos vol amagar i revelar alhora. Conforma un circuit emocional que s'estén des de la vulnerabilitat de les tenebres fins a la lucidesa d'una claror que suposa el ressorgir d'una infinitud de possibilitats, la vertebració d'una mirada renovada cap al món. La mà que s'allunya de la foscor es desfà del pes d'una convivència imposada. Aquest moviment permet copsar la voluntat de redefinir la intimitat des d'una visió que enllaci aquells aspectes que resultaven invisibles i que permeten entendre l'experiència no només com una categoria que representa el sentit d'una temporalitat concreta, sinó que recull i aglutina sentiments com ara la por, el coratge o l'esperança, i permet configurar un nou relat identitari.

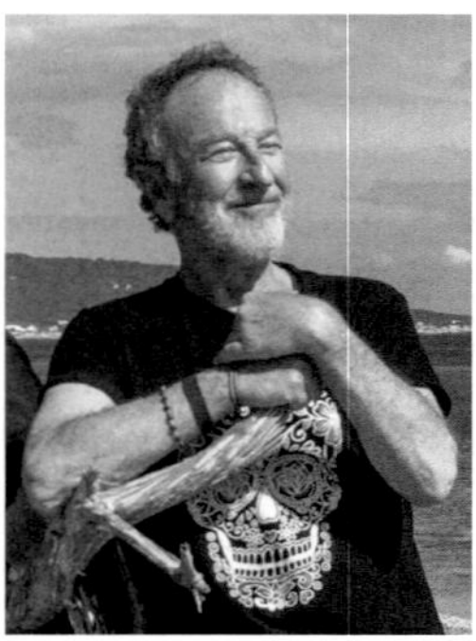

Francesc Fàbregas

Inicia la seva vida professional a la dècada de 1970 com a fotògraf a la revista *Vibraciones* i també col·labora en diaris, editorials i discogràfiques. Ha participat en diferents exposicions individuals i col·lectives. La carrera professional de Francesc Fàbregas ha estat vinculada a TV3, on ha creat i dirigit espais com *Sputnik* i ha impulsat, entre altres, programes com *Autògrafs*, *3r 3*a, *Silenci?*, *Loops!*, *K33*, *Colors en sèrie* i *Òpera en texans*. També ha tingut diverses responsabilitats com a cap de programes del Canal 33 i com a director i productor executiu de programes culturals, musicals i especials de Televisió de Catalunya. Desde l'any 2013 dirigeix i organitza el festival de fotografia Formentera Fotogràfica.

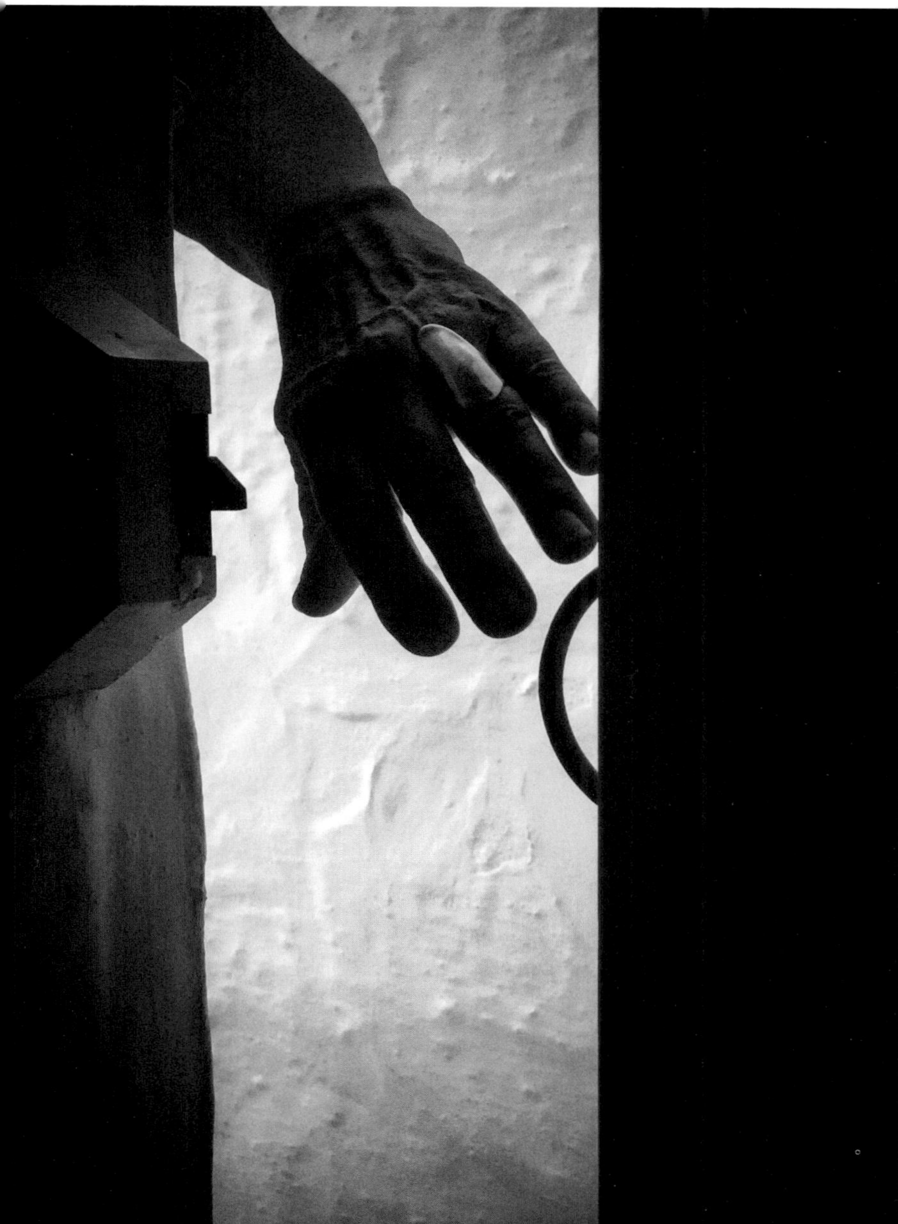

Petitet al carrer Blai

El Petitet és un músic percussionista gitano català que pateix miastènia gravis. *El Petitet desprèn llum i una energia que se't queda a dins hores després de deixar casa seva. Una força que no és física, però que convida incondicionalment a la vida. És per això que em vaig veure incapaç de retratar-lo des de la malaltia, perquè el Petitet és, tot i la malaltia. Perquè el que emana el Petitet no hi cap en una paraula o en la dificultat per respirar o moure's. El dia de les fotos, després de fer-ne una estona a casa seva, vam baixar al carrer de Blai i el vaig retratar així. Ni més ni menys.*

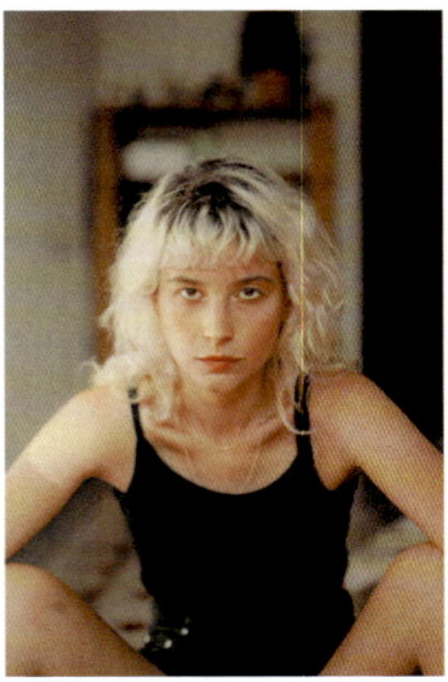

Marta Mas Girones

(Barcelona, 1996)

Formada en filosofia a la Universitat de Barcelona, aquesta retratista catalana percep la fotografia com una via de comunicació, la finalitat de la qual és la d'afectar i, al seu torn, deixar-nos afectar mitjançant l'expressió visual. Emocionarnos més. Reivindica una fotografia més humana que parteixi de les cures, perquè només des de la mà que no jutja es poden explicar les veritats més honestes. La seva obra s'ha presentat al públic en exposicions com *L'espina i la cura* o al cicle Art Lab, a l'auditori de la Pedrera. Actrius, actors i models han desfilat davant de la seva càmera, sempre des de la intimitat i la confiança.

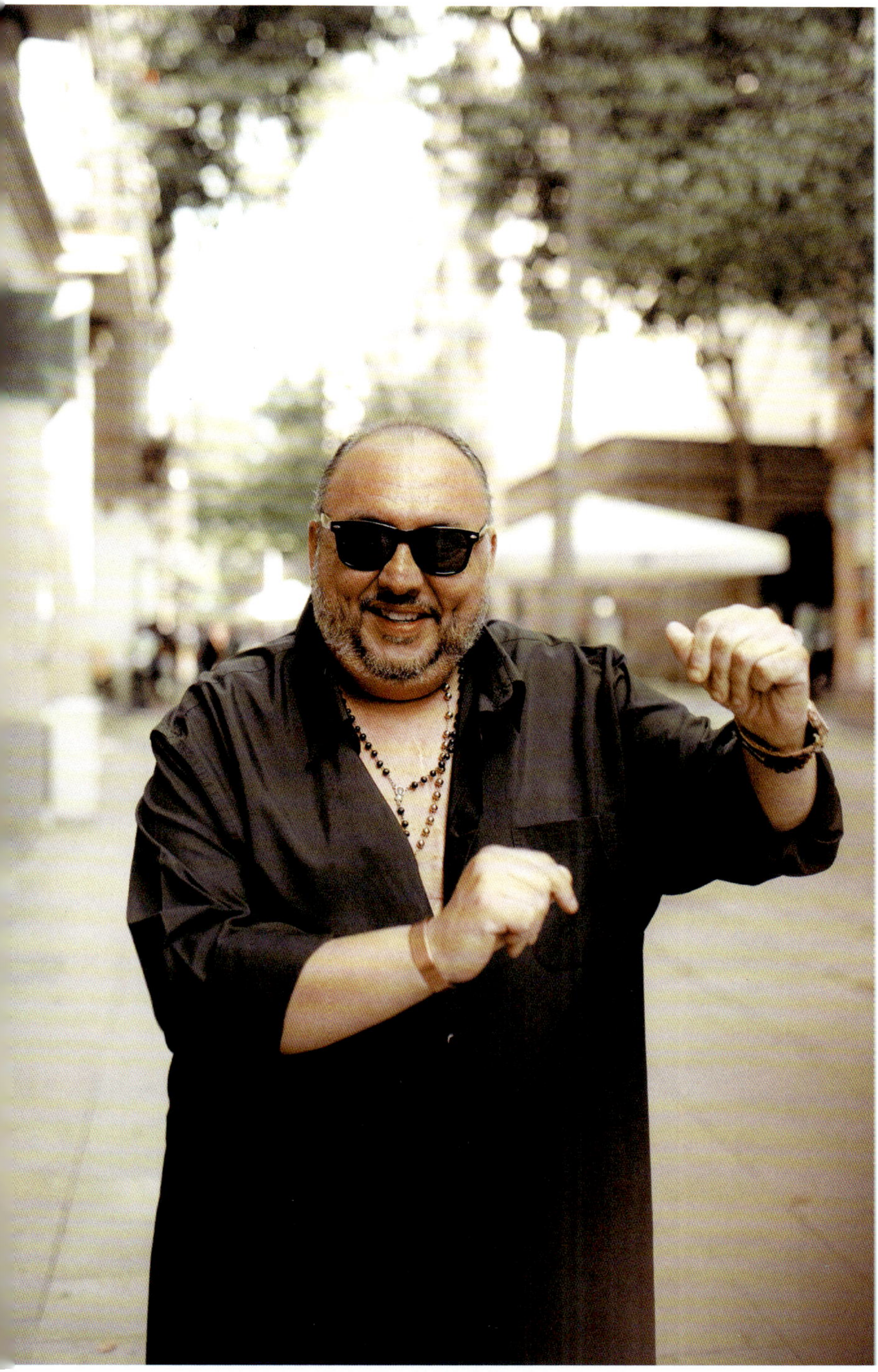

David Ruano

És un fotògraf dedicat al món del teatre, la música i la publicitat. El seu treball es caracteritza per una interpretació gràfica molt forta i atrevida de l'obra i per un muntatge complex i elaborat.
#senseretoc

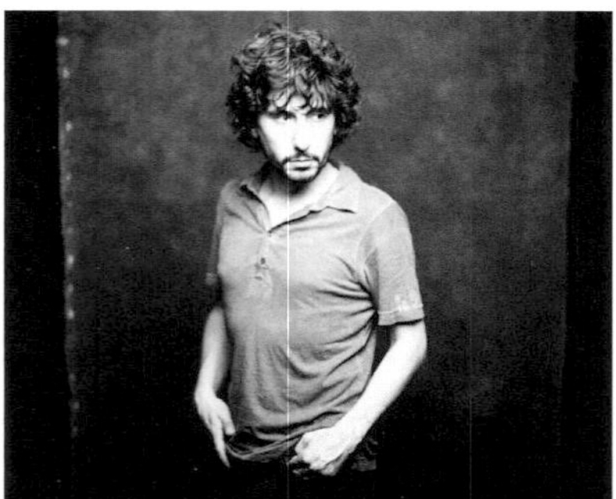

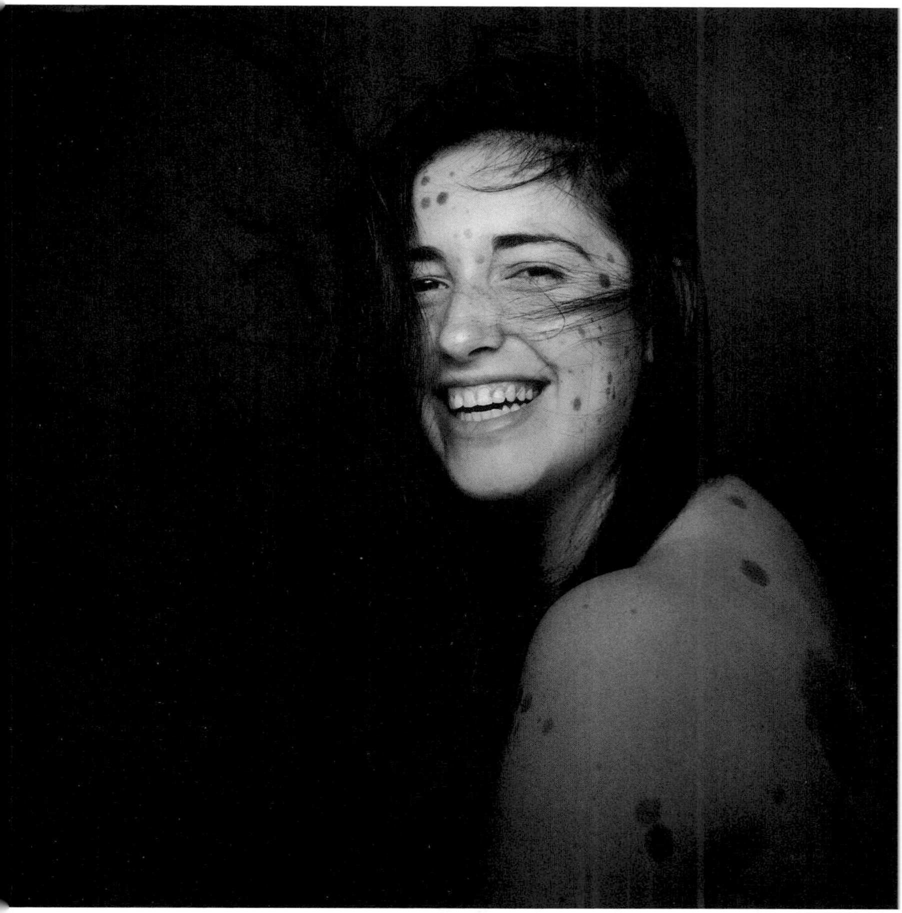

L'ALBA. LLUM

Cardedeu, 2019.
La mirada de l'Alba té proposta i lideratge, és immensament bella.

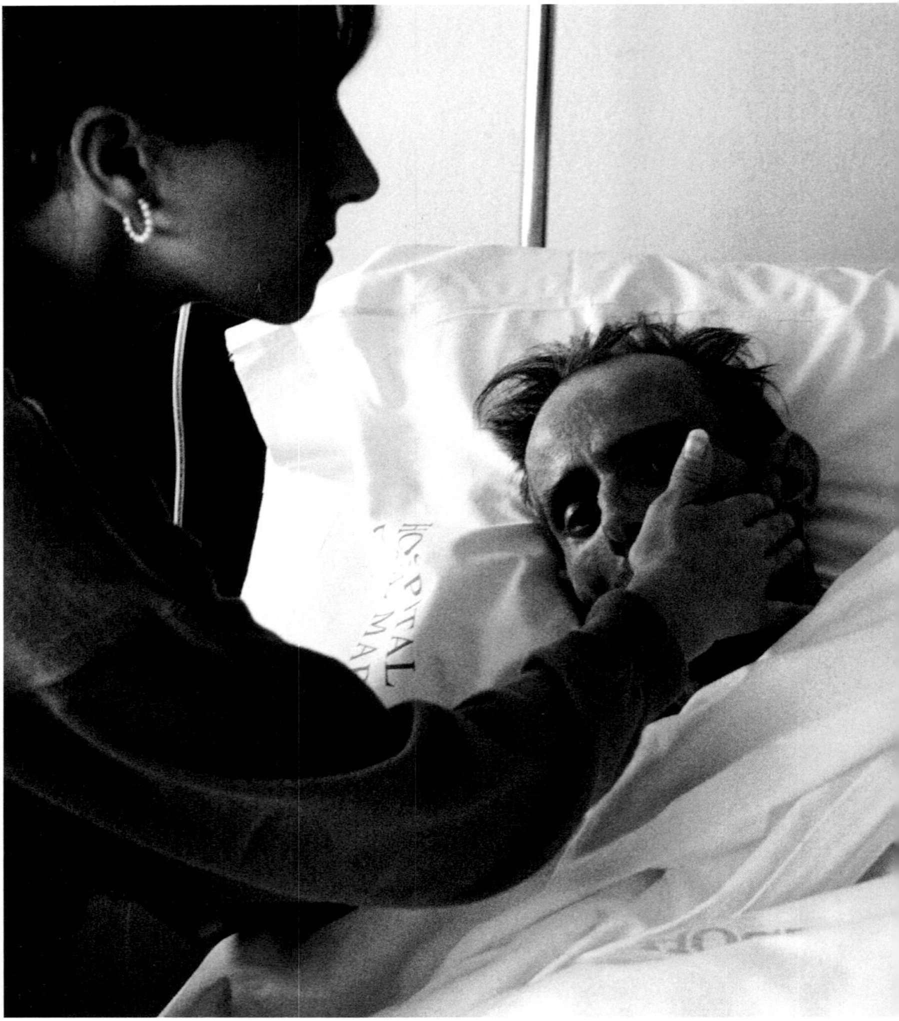

Los inocentes

Barcelona, 1994.

La sida va ser en el seu moment una malaltia rara i desconeguda, mortal. Avui està controlada gràcies a la investigació. Això és el que hauria de passar amb totes les malalties que no tenen cura. Per aconseguir-ho, és indispensable dotar els investigadors dels mitjans necessaris. Avui és la nostra oportunitat.

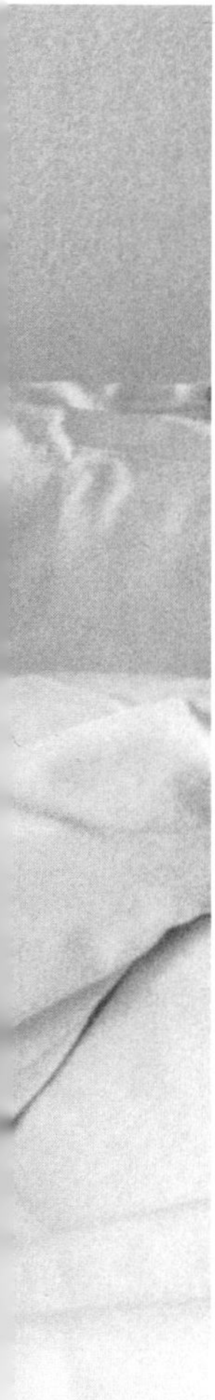

Colita

(Isabel Steva, Barcelona 1940)

Fotògrafa de la Gauche Divine, ha alternat la premsa amb la fotografia de cine i retrat. Ha col·laborat en publicacions com *Interviú*, *Cuadernos para el diálogo*, *Calle* o *Boccaccio*. S'ha especialitzat en fotografiar la seva ciutat. Ha fet més de 40 exposicions de fotografia, i també ha publicat més de 30 llibres. La seva obra es pot veure al Museu Nacional d'Art de Catalunya (MNAC) i al Museo Nacional Centro de Arte Reina Sofía (MNCARS). Ha estat guardonada amb la Medalla al Mèrit Artístic de l'Ajuntament de Barcelona, la Creu de Sant Jordi de la Generalitat de Catalunya, el Premi Nacional de Fotografia 2014 i el Premi Bartolomé Ros, per la seva trajectòria professional. També és doctora *honoris causa* per la Universitat Autònoma de Barcelona.

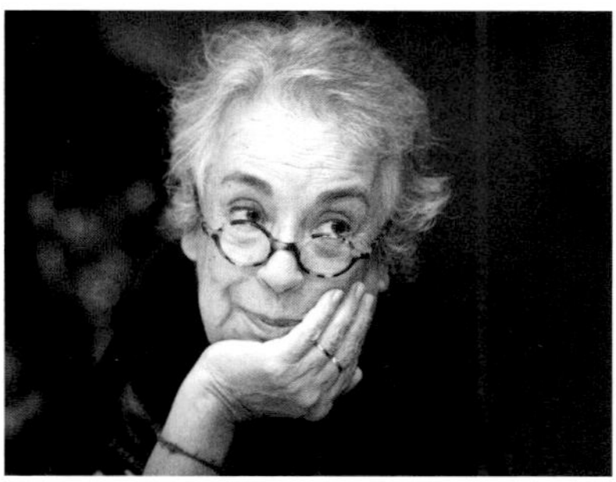

© 2015 Marta Albertí

Joana Biarnés i Florensa
photographicsocialvision.org

Arxiu Joana Biarnés
Photographic Social Vision
Laboratori Rebel-lab
Textos: Jordi Rovira, periodista i biògraf de Joana Biarnés.

Joan Fontcuberta
fontcuberta.com

Sandra Balsells
sandrabalsells.com

Tino Soriano
tinosoriano.com

Mariló Correro i Dan Pons, els pares de l'Amber, que ja no hi és amb nosaltres.

Manel Esclusa
manelesclusa.com

Maria Jou Sol
mariajousol.com

Als meus pares, a la Mireia Vilapuig i a l'ASIC, l'Associació Espanyola d'Ictiosi.

Francesc Fàbregas
francescfabregas.com

Text: Marc Fàbregas Giménez

Marta Mas Girones
leentrelineas.com

David Ruano
davidruano.com

Colita
colitafotografia.com

Gràcies a tots els que, amb la vostra força i saviesa, investigueu dia a dia.
No defalliu!

«Vaig trobar el meu lloc al món darrere la cadira de rodes d'en Llullu, observant el que ell provocava, i tot el que es generava al seu voltant».

MÀRIUS SERRA

Màrius Serra és escriptor. El seu fill Lluís, a qui familiarment li deien Llullu, va néixer amb una greu encefalopatia, l'origen de la qual va ser diagnosticada després de la seva mort. En Llullu tenia un grau de disminució del 85%.

De vegades les paraules serveixen per subratllar realitats i pors, sobretot pors, que si no tenen un nom sembla que siguin molt més amenaçadores. Tendim a pensar que dominem allò que sabem anomenar, i que si una malaltia té una paraula, tenim un enemic. En el cas d'en Llullu, aquest enemic sempre va ser molt difús, molt abstracte, molt allunyat. Nosaltres, de fet, més enllà de l'encefalopatia multiforme –com de difícil és la parauleta de la seva malaltia!– que vol dir 'mal de cap de maneres variades', mai no vàrem tenir un diagnòstic molt concret, molt específic, contra el qual abocar tota la nostra lluita.

Una vegada, quan la seva germana va tenir una otitis que podia derivar en una mastoïditis, i que els metges estaven molt preocupats a l'hora de dir-nos-ho, la nostra reacció va ser bastant sorprenent per a ells, perquè vàrem dir: «Saben què té! Té nom, això? Es pot lluitar contra això, i saben, fins i tot, com dir-ho! Escoltin, si és així ja estem tranquils!». El tema del diagnòstic, doncs, és una qüestió molt abstracta.

En el cas del Lluís, el diagnòstic l'hem tingut post mortem. Que és una cosa que pot semblar una mica, diguem-ne, fora de lloc, o en tot cas inútil, però no ho és per dos motius: un d'egoista i un de més humanista, més general. L'humanista et serveix per omplir-te la boca, per quedar bé. Et dius que el fet de saber-ho és «pel bé de la medicina, i perquè altres nens que tinguin això mateix no passin pel mateix que has passat tu». Si ho diagnostiquen, vol dir que estan més a prop de poder-ho guarir. Però també hi ha un motiu de gran joia i celebració, i això sí que ho vàrem fer. El diagnòstic es va poder aconseguir a través d'unes mostres d'ADN que ens van extreure, a nosaltres i a ell, un equip d'investigadors britànics (crec que eren de molts països). Amb els resultats es va descartar el fet que fos d'origen genètic. Amb la qual cosa, la seva germana, que ara té 23 anys i algun dia li pot passar per la barretina tenir algun fill, es treu del damunt aquesta llosa de pensar: «No sé si seré portadora, si algun fill meu pot tenir el que va tenir el meu germà». La incertesa que podria haver tingut ella, la medicina ha aconseguit descartar-la. Això sí que va ser motiu de gran celebració, tot i que arribés tard. Si hagués arribat a temps probablement hagués estat només una paraula, hagués estat només un diagnòstic i no pas un tractament per guarir-ho. O sigui que nosaltres també hem pogut celebrar el diagnòstic.

Sempre he valorat el llenguatge verbal i escrit per damunt de tot, és al centre de la meva vida com a escriptor, com a jugaire, com a persona. Com a persona ho valoro molt. De fet, com a molta gent, els nens a mi m'agraden quan comencen a raonar i t'hi pots discutir amb ells. Però amb en Lluís vaig haver d'aprendre a relacionar-me d'una manera diferent. Parlar amb algú que aparentment no et respon en el teu mateix llenguatge o de fet, amb algú que no parla, és complex. Tots els que hem tingut fills ho fem d'alguna manera, perquè durant un període molt gran de mesos no diuen ni *ma*, ni *pa*, ni *tu* ni *ta*, i no els hem deixat de parlar. La gent parla amb els seus animals de companyia, amb les plantes, i ara fins i tot amb els robots, amb les màquines. En fi, cada cop parlem amb coses més estranyes. Però quan hi ha un fill malalt i una de les conseqüències de la seva malaltia és que no parlarà has de trencar el gel. Jo estic molt content d'haver trencat aquest gel. A partir d'un cert moment ho vaig fer. I això marca una relació de normalització. Aquesta va ser una de les qüestions més importants, fins i tot cabdals, en la nostra experiència en relació amb ell, quan vam assumir que havíem de sobreinterpretar les seves reaccions que eren, diguem-ne, molt febles, molt enigmàtiques. Hi havia algun somriure però no feia ni seguiments amb la vista, és a dir, tot era molt subtil. Molt. I aquesta sobreinterpretació va començar quan vam iniciar un marc de normalitat, que va ser quan ell va deixar d'estar en un marc hospitalari, després d'uns primers mesos d'ingrés, i quan va començar l'escola. Molt aviat va entrar a la Fundació Nexe. Anava amb la seva cadireta i tornava amb una llibreta. I en aquella llibreta, els professionals que el tractaven deien: «Avui, el Llullu ha fet el conte vivenciat, i li agrada molt la música heavy i no li agrada Vivaldi». I jo pensava: «Hòstia! Com ho saben?». I allò a mi m'esperonava a dir-me: «Què vol dir, això? A veure si els professionals entendran més el meu fill que nosaltres!». I aleshores vam haver d'adquirir, no només la capacitat de parlar-li, sinó d'interpretar les seves respostes, també amb paraules.

I d'això la gran experta era la seva germana, perquè com que es portaven quatre anys i poc, i ella ja tenia la capacitat de parlar, però no tenia el pes que l'edat adulta dona moltes vegades de dramatitzar les situacions o la responsabilitat paternal. De manera que tenien una relació molt horitzontal, i ella ho veia claríssim. Quan ella volia una cosa, ella deia que el Llullu deia exactament el mateix que ella, i eren dos vots. Ella ho tenia claríssim, i ho deia, i això et desarmava. Pensaves: «Però com... com ho sap?». Aleshores tu te'l miraves i també el sobreinterpretaves. Tot aquest embolcall que moltes vegades va més enllà de la teva pròpia relació íntima, t'ajuda molt a reforçar la relació íntima després, perquè el que no permets i no permetràs –i això ho recordo–, és que algú extern es pugui comunicar millor amb el teu fill que tu mateix! I era la manera que t'hi esforçaves.

La pell pren un gran valor. La subtilesa, la manca de pressa, la manca de pregunta-resposta, la manca d'eficàcia. Estem en un món que ens demana que els nens siguin molt eficaços. Per tant, que treguin molt bones notes, que ho facin tot molt bé. Aquell fill era tot el contrari! És que era l'últim de la fila, era el pitjor de la seva classe, fins i tot. I aleshores deies: «Jo aquí m'hi he d'esforçar molt per seguir i pair el ritme». Me'n recordo quan li donava l'esmorzar. Era un moment meravellós. Al llit, li donava el menjar que entrava per la boca. Allà sí que hi havia una deglució, una reacció, allà sí que veia si li agradava o no. A mi amb Vivaldi o el heavy metal em costava més. Però hi havia moments en els quals aquesta comunicació era efectiva, i llavors era meravellós.

Que en Lluís tingués una germana, i sobretot que fos la seva germana gran, ens va servir molt familiarment, sobretot en l'àmbit de la parella. Coneixem altres casos. Tenim bons amics que el seu primer fill va tenir una discapacitat greu i tanmateix van ser valents i van anar a buscar-ne un segon, i això els va ajudar. Però tu penses: «Nosaltres ho vàrem tenir més fàcil en aquest sentit, no?», perquè la Carla ja hi era. Ella era una veu. De vegades era la veu de la innocència, i una aliada. Era molt propera, però tan propera que tampoc no tenies la temptació de descarregar-li responsabilitats, i que se'n cuidés, perquè tenia tan sols quatre anys més. Ens va ajudar molt, ens va ajudar moltíssim en aquest sentit. També és veritat que fas pinya. Fas un equip contra el mal o si no, et disgregues. Hi ha dues alternatives: que la parella acabi com el rosari de l'aurora o lluitar-hi junts. Anar contra un enemic cohesiona. I en aquest sentit, crec que els germans ajuden a cohesionar.

Una vegada a la Fundació Nexe feien un taller per a germans de nens amb pluridiscapacitat. Vam apuntar-hi la seva germana. En Lluís no era gens invasiu. Era més aviat absent. No competia amb la seva germana. Hi ha altres casos en què competeixen per les joguines, per l'espai, òbviament per l'atenció, i llavors aquí hi pot haver un problema. Ella va anar a aquest taller uns quants dissabtes al matí i ens la van tornar dient: «No cal que torni, aquesta ja està aprovada! Que vagi fent». Realment, la seva relació era molt fluïda, molt intensa. De fet ara s'hi dedica, està estudiant teràpia ocupacional. Jo crec que la va marcar, però se'm fa difícil imaginar la mateixa situació sense la seva presència. Cada casa és diferent, però en el nostre cas, l'existència d'una germana va ser cabdal.

A nosaltres ens agradava molt viatjar. Ja viatjàvem abans de tenir en Llullu. I amb ell ho vam continuar fent. Sempre intentàvem pensar: «Podem fer...». Aquesta va ser una màxima que ens va ajudar molt. Evidentment la vida ens havia canviat. La vida sempre canvia quan tens un fill, per més xiroi i sa que estigui. Ens dèiem: «La vida ara és diferent però ... podem fer el mateix que fèiem?». I ens responíem: «Podem fer-ho. D'una manera diferent, però podem ferho». I una de les coses era viatjar. Va ser un repte. Ens dèiem: «Bé, mentre pesi pocs quilos, farem molts quilòmetres, anirem molt lluny». Vam anar a Hawaii i al Canadà. Podia semblar una gran bogeria, però ens proposàvem anar cada cop més lluny. Amb la cadira de rodes tot era una petita cursa d'obstacles, però motivadors. També és veritat que el seu estat, o el seu comportament habitual, que era com el d'un monjo budista zen, ajudava molt. Perquè hi ha nens que tenen crisis. Ell tenia crisis epilèptiques constants, però les tenia d'una manera que no distorsionava gens, com que no tenia mobilitat, no es posava a córrer ni a estirar els cabells a la gent, per entendre'ns. Cada cosa s'ha de posar en el seu context. Però nosaltres veníem ja d'una vocació viatgera important, i ens va ajudar molt. D'altra banda, crec que ens va cohesionar, perquè el viatge era una aventura constant. Al seu voltant sempre passaven coses, se t'acostava tot cristo. Tothom et deia coses i més coses. Hi havia gent que es posava a resar per ell. Va ser el cas d'un camperol enmig del Canadà. Molta gent li deia coses. Ens van passar mil històries.

De manera que era molt emocionant. Viatjar amb ell era molt divertit. Hi havia les dificultats inherents, però eren logístiques. Eren relativament fàcils de manejar. Alhora et feia veure quin era el paper dels discapacitats, dels nanos que no funcionen, que no progressen adequadament, que van en cadira de rodes en diverses cultures. I així t'adonaves que Roma, per exemple, és la ciutat pitjor adaptada del món, una cosa absolutament incomprensible, una veritable gimcana! O que en llocs com el Canadà, que estaven molt adaptats, fins i tot havien adaptat la terminologia, que aquest és un altre capítol. Allà hi havia viatgers *with special needs*, que potser era un xaval de 14 anys que s'havia trencat una cama o una senyora amb la qual vam coincidir que anava amb dues bombones d'oxigen. Que pujar una bombona d'oxigen a un avió té mèrit. Això va ser viatjant a Hawaii el 2004, és a dir, després dels atemptats de les Torres Bessones. Era una mica curiós, si més no. La qüestió terminològica també etiquetava molt. A mi, això sempre em cridava l'atenció, eres *disabled*, discapacitat.

Tots ens agafem al que ens va bé. L'espiritualitat és un territori de màxima llibertat individual. Jo l'entenc així i la respecto moltíssim. Però, més enllà de la pròpia creença individual, tots tenim un marc mental i cultural en el qual ens hem educat. És absurd no ser-ne conscient. En el meu cas, que soc una persona no creient, vaig anar a la no creença des d'una educació catòlica, cristiana.

En un dels nostres viatges, un cop em vaig trobar, amb en Llullu, gairebé per atzar, entrant a dins del Vaticà en dia de jubileu, saltant-nos totes les cues, per diversos equívocs i perquè van veure un nen i una cadira. I jo, que no sabia on anava, amb el meu italià, ens vàrem trobar allà dins. I sí, vaig tenir uns moments molt peculiars. Recordo que vaig començar a parlar amb ell, quan encara no tenia ni l'any. Allà vaig dir: «Escolta, si la vida espiritual és allò que desconeixem, doneu-me un senyal! Vull dir... jo estic disposat a tot, fins i tot a abjurar de la meva descreença. En tot cas... vull un senyal. Un senyal!». I en Llullu va fer un senyal i es va cagar. Es va cagar literalment a dins del Vaticà. Allò va ser un senyal molt revelador de la nostra situació en general, del color de les riqueses que jo veia per allà, i de la paraula *escatologia*, que vol dir una cosa molt mundana i molt corporal i una cosa molt espiritual.

Tots els pares i familiars d'un nen malalt busquen alguna cosa, el que sigui, que resolgui aquella malaltia. I entre el que alguns pares busquen hi poden haver medecines i mètodes alternatius. El que busques és esperança, el que busques és supervivència, millora, i tot és molt respectable i molt humà. També és veritat que, en cas de parelles de pare i mare o de dos pares o dues mares, però parelles que afronten junts una situació com aquesta, les dues opinions no necessàriament són coincidents. És el que va passar en el nostre cas. Jo, pel que fos, o per un cert esperit més escèptic, o perquè vaig estudiar medicina en el seu moment –vaig començar, però afortunadament pel bé de la humanitat, em vaig dedicar a altres qüestions després–, o perquè si puc tenir alguna creença mínima en aquest món és creure en el mètode científic, vaig ser molt reticent a aquests camins alternatius que trobàvem. La mare del Lluís, la meva companya, la Mercè, va voler provar-ne alguns i, concretament, la magnetoteràpia, que era com un xou amb uns imants que li posaven i aigua destil·lada. No és broma, ens venien aigua destil·lada! Jo estava per dir-los: «Escolti, ho puc comprar en una benzinera, això, i em surt més barat!». En definitiva, ella sí que va tenir alguna escletxa d'esperança en algun moment. El pacte al qual vàrem arribar és que no faríem res que anés en contra del tractament que, des de la Vall d'Hebron i des del seu metge, el doctor Macaya, ens anava prescrivint. Si amb altres mètodes no es contradeia o no eliminava el tractament convencional, doncs que ho provés! Vaig tenir un respecte absolut perquè el que tots volíem era que es guarís. El problema és que la solució que busquen els pares de fills amb malalties severes, no es troba en la medicina, presumptament, alternativa. El problema és que el que t'ofereixen és, acríticament moltes vegades, la panacea. T'ofereixen la solució definitiva, el que és el teu somni màxim, que seria dir: «El teu fill no caminarà, no: correrà!». I et dius: «Home, ja ho somio, ja! Però escolti, visc en aquest món, vol dir que no m'està dient el que vull sentir?». Darrere algunes medicines alternatives hi ha gent que treballa amb rigor i amb tota la bona fe del món. Però la bona fe no exclou l'error, tampoc. Però n'hi ha molts, en aquest sector, que no tenen ni tan sols bona fe, i el que fan és entrar al mercat o entrar a la cambra fosca dels teus desitjos més absoluts, perquè el teu fill es guareixi i agafar allò que somies i transformar-ho en teràpia. D'això, constantment, en veiem casos a la nostra societat i això és molt trist perquè no només és un frau, és una immoralitat flagrant i és una vergonya.

Nosaltres vàrem viure aquesta, diguem-ne, doble via un cert temps, fins que la Mercè es va convèncer que allò no anava enlloc i finalment vàrem continuar, perquè no ho vàrem deixar d'estar mai, en mans de la medicina.

Més enllà de l'experiència pròpia, és obvi que qualsevol malalt té una part somàtica i una part psíquica. Aquesta part psíquica és el que podríem acostar més a l'esperit, perquè en darrer terme és una qüestió de terminologia, és molt important. Tots sabem que hi ha malalts que resisteixen més que d'altres perquè volen viure, i a això li pots dir «força divina». I amb això no vull ironitzar. Qualsevol dels noms que les religions existents en tot aquest univers han creat, poden servir per explicar aquesta força difícil d'explicar des d'una òptica natural. Per tant, es mereix un respecte i alhora entendre que tots podem tenir la voluntat d'agafar una drecera. És com una píndola màgica que et fa dir: «Escolta, tinc un problema i resulta que hi ha una força que no entenc i que és sobrenatural, i que baixa en forma de llengües de foc o de la forma que sigui, i que m'ho arregla». Doncs endavant les atxes, a favor de tots els miracles! Però els miracles no poden emmascarar els fraus. És l'única cosa que diria. Les imposicions de mans a cops de Visa, no. Això no és espiritualitat ni és res, és un frau, i això sí que s'ha de denunciar. Però, insisteixo, jo mateix vaig viure aquest dilema.

Quan en Llullu va néixer, inicialment pel que em van començar a explicar, em deien que tindria un fill paralític. De seguida em van dir que no, que paralític és un terme lleig. Invàlid? No, que és negatiu. Discapacitat? I ens vàrem quedar amb discapacitat. Però després va resultar que discapacitat va començar a no ser políticament incorrecte i ara és divers funcional. Ho respecto. Una vegada em van trucar per preguntar-me què en pensava de l'expressió divers funcional. Jo vaig dir: «Home, d'entrada penso que són dues paraules i, per tant, és més difícil. Em costa imaginar-me així, però si vostès creuen que això ofèn menys, doncs endavant!». Una altra vegada vaig anar a una associació de discapacitats a la Cellera de Ter, a presentar el llibre, i em van venir tots amb cadira de rodes amb la revista local, que es deia *L'esguerrat*. Em vaig quedar de pedra!

La qüestió terminològica depèn molt de les èpoques i podem fer-ne ironia, com jo en feia. Ara bé, és veritat que cadascú és fill del seu temps. Jo, que me'n fotia d'això del divers funcional... «Escolti, discapacitat... que no n'hi a prou de dir discapacitat? Minusvàlid no, que *minus* és negatiu; discapacitat no!, que *dis-* és... tal». Jo, que qüestionava tot això, de sobte em vaig adonar que la literatura científica i ministerial dels anys 70 parlava de *subnormal*. I per a la gent de la meva generació, això és un insult de pati d'escola. I a mi m'hauria ofès molt que li diguessin subnormal al meu fill. I en canvi era la paraula habitual, consensuada i aparentment neutral als anys 70, quan jo era un nen.

Al capdavall, tot això són paraules. El que compta són els fets i les polítiques sobre medicina i tercer sector. Has de posar en quarantena les teves pròpies percepcions sobre això dels diversos funcionals.

El que crec que és molt important és visibilitzar la diversitat en general i també la malaltia. És molt important perquè moltes vegades la percepció del benestar ve motivada per la nostra experiència, la qual cosa és lògica, de manera que qualsevol petit contratemps físic és un drama! Si el nen té febre, ja és un drama! I l'escala no la tenim ben situada fins que no la posem en context, fins que no obrim el focus.

En aquest sentit, crec que és molt positiu que hi hagi centres educatius per aquests nens. Perquè per molt que es parli d'escola inclusiva, l'escola inclusiva està molt bé si hi ha pressupost. A la Fundació Nexe, on anava el Llullu, cada setmana venien tres ambulàncies. Quina escola inclusiva aguanta això? Hi ha situacions realment molt radicals, de discapacitat o de dependència i de crisis possibles. Malgrat tot, és important que els nens de les escoles convencionals tinguin relació amb aquests altres nens, ja sigui perquè els tenen dins de la classe (perquè hi ha recursos), o perquè hi ha un sistema de visites sovintejades amb nens que no funcionen. Això els permet normalitzar la relació. D'entrada, els nens no tenen prejudicis, els prejudicis els van adquirint. Els nens el que tenen és egoisme. Els nens ho volen tot per a ells, però no tenen prejudicis. Els prejudicis els hi anem atorgant els adults.

Tu no valores l'adaptabilitat, com de punyeters poden arribar a ser tres graons, fins que no has d'anar amb una cadira de rodes o no et pots moure. De sobte, aquests tres graons apareixen! O aquell pas estret. I tu ni l'havies vist! I hi passaves cada dia. Per valorar el que signifiquen les teves múltiples capacitats a la vida normal, és bastant bo conviure o conèixer els nens que no funcionen o, per dir-ho en terminologia pedagògica, els nens que no progressen adequadament.

Un cop em va passar una cosa increïble. Una de les qüestions que reivindicàvem i reivindiquem és la de visibilitzar els nostres fills, perquè no són *bitxos raros*, sinó éssers singulars. Però de sobte, un dia, vam coincidir amb un nen que era més petit que el nostre i que anava en una cadira, del mateix model, però més petita. Jo la vaig confondre amb un cotxet. El pare va assenyalar la nostra: «Ah! la seva cadira!». I jo li vaig dir: «Home, és que aquesta és una cadira Tiger, és una cadira especial, perquè el meu fill és molt especial». I em va dir: «El meu també, però és que té 2 anys». No ho vaig saber veure, perquè de vegades la nostra mirada no és prou atenta. I això va ser molt fort, adonar-me'n que, fins i tot a mi, que estava sensibilitzat amb el tema, em passava desapercebut.

Anys després, quan ja el Llullu era més gran, i tant la Mercè com jo ja havíem passat les nostres pròpies trajectòries i estàvem buscant el benestar màxim en la quotidianitat, i trobàvem pares joves amb un xaval a qui acabaven de diagnosticar una malaltia complexa, als dos minuts de parlar amb ells ja intuïa si ja s'havien acomodat, si ja s'havien adaptat al pas de l'*està* a l'*és*, al pas de l'«estem en lluita contra una malaltia que guarirem al cent per cent i tot això» o l'«estem en una nova situació, en un nou estat». Moltes vegades veies que un dels dos ja havia fet aquest pas, havia fet el clic, i la seva lluita ja era més pausada, més adaptativa. Es deia a si mateix: «A veure, això ÉS el que hi ha i ara anem a millorar al màxim el que es pugui». En altres casos et parlaven de cèl·lules mare, perquè havien llegit en algun lloc que als Estats Units o en un laboratori de Rússia... De fet, un cop vaig participar en un gran acte benèfic per recollir fons per al net d'un jugador de futbol famós que tenia una malaltia semblant. Van recaptar molts diners i tot era per anar a la Xina a mirar un tractament amb cèl·lules mare. Som molt poca cosa i n'hem de ser conscients. Entre els poderosos hi ha molta supèrbia humana acumulada, no ho dic per aquella persona en concret, sinó com a espècie. Les situacions com aquesta ens posen a lloc.

Cadascú ha de fer el seu camí. Cadascú pot empatitzar, posar-se a la pell d'algú altre. M'agrada molt l'expressió que fan servir els anglesos: *To put in someone's shoes*, posar-se a les sabates d'algú. Del que els passa als altres tu n'ets un mer espectador. És impossible sentir el que senten els altres.

Quan vas pel carrer amb la cadira de rodes t'adones de la insolidaritat de la gent. Jo, ja de natural, sempre he pensat que hi ha gent que es pensa que viu sola al món i que s'atura al mig d'un carrer o van agafats de la mà i ocupen tota l'amplada del carrer. N'hi ha que deixen el cotxe a qualsevol lloc, sense mirar l'entorn, a veure si per allà ha de girar algú altre. Senzillament arriben allà... i plaf! defequen el seu cotxe allà. Això ja ho pensava abans, però quan vaig començar a circular amb una cadira de rodes, cada matí esperant l'autobús adaptat que venia a buscar en Llullu, això va ser molt més greu. I aquí vaig estar en guerra durant un temps! Volia fer uns adhesius i posar-los als parabrises. Era aquesta la ràbia que sentia i em va costar superar-la. Em va costar perquè allò incrementava el dolor que sentia o el meu procés d'acceptació a aquella situació. Qualsevol pedra a la sabata, en forma de cotxe, tio mal educat o el que fos, em posava molt, molt i molt rabiós.

Després ho vaig somatitzar escrivint sobre aquesta ràbia de manera una mica radical, i quan el llibre es va començar a traduir, em van començar a arribar cartes d'associacions de discapacitats que m'aplaudien molt la ràbia! Perquè és una cosa molt humana. N'hi havia uns de Madrid que em van dir: «Nosotros ya lo hacemos, esto de los adhesivos!». I vaig mirar la seva pàgina web, que em van enviar, i el nom ja ho deia tot, era *aparcasconelculo.com*! Això és universal, però conflictiu. La gestió de la ràbia pot ser també un camí al qual hi ha gent que hi entra i d'aquest carreró no en surt mai. Això, en el col·lectiu de gent amb discapacitat o de familiars de gent amb discapacitat, hi és. Hi ha gent que no en surt mai, i que tenen motius per estar rabiosos. Però la ràbia mai no és bona companya. La violència genera violència i la ràbia genera més ràbia. No trobaràs cap sortida per aquí, tot és foscor. Però quan hi ets, et donen un bat de beisbol i comences a trencar vidres. S'ha de vigilar.

La música, per a mi, és gairebé com una escenografia. Quan em posava música, amb cascos i passejant –que és ideal!– o a casa tancat i escoltant, em canviava el color del dia, em canviava el to. De fet, encara me'l canvia. Em canvia la vida. Tant és que faci sol o que no en faci, si tinc música. En vida del Llullu necessitava especialment la música quan la tristor m'envaïa. Jo no he estat mai una persona gaire tendent a la tristor, més aviat soc un farandulaire carnavaler, i tendeixo a passar-m'ho bé. Però en la solitud del recolliment –que també m'agrada molt, la solitud, quan és buscada i no imposada–, la música m'ajudava a no caure en el pou. Perquè hi ha moments de tot. N'hi ha que no són dramàtics, però et cal alguna cosa. I n'hi ha de dramàtics en els quals t'ajuda l'adrenalina. És a dir, si havien d'ingressar-lo o ja el tenies a l'UCI i et demanaven que prenguessis una decisió o una altra, aleshores hi havia adrenalina, i per tant hi havia combat. Quan hi ha combat, tu estàs en marxa. És quan s'acaba aquell combat, que pots caure. I aquí és on la música t'ajuda, la música i la lectura, el teatre, i, en fi, tota aquesta mena de drogues espirituals que consumim els no creients, els que quan anem al Vaticà no vibrem amb aquella música.

La música acompanya molt perquè no és racional. La lectura o tot allò que passa pel llenguatge verbal, inevitablement està més tamisat per la raó, pel pensament. En el cas de la música pots divagar i en aquest sentit era més proper a la relació que jo tenia amb el Lluís. Amb en Llullu escoltàvem música plegats. De fet, jo treballava moltes vegades amb ell al costat perquè era un company meravellós. De tant en tant li deia quatre coses, incitat per alguna cançó.

Vaig haver de vèncer la por a tenir la sensació de parlar amb una paret, però quan ho vaig aconseguir em vaig adonar que ell també tornava el que jo li llançava amb les meves paraules. Ell no en pronunciava cap, però sí que reaccionava. I allò em resultava molt inspirador.

Mentre jo feia els mots encreuats, que els feia sempre amb ell al costat, comentàvem les paraules. I ho feia de forma inclusiva, com si ell també participés de la conversa. Quan parlàvem amb la seva germana sempre l'incloíem, és a dir, sempre parlàvem en primera persona del plural. Dèiem: «Avui amb el Llullu hem parlat de tal cosa», encara que de parlar només n'havia parlat un. Però això no ho dèiem. Era important dominar el relat. El relat! Ara tothom parla del punyeter relat, però amb ell l'important era tenir-ne un que partís d'una il·lusió i la transformés en la realitat. Era la nostra realitat tal com la percebíem, perquè la realitat es compon de fets i de percepcions, i la nostra percepció va canviar quan hi vam començar a parlar. Ens hi vam relacionar de manera més íntima.

Una de les últimes coses que vam fer amb en Llullu va ser màgica. Nosaltres vàrem fer una sessió fotogràfica per veure córrer el Llullu en un foliscopi, un *flipbook* que el mostrés en totes les posicions de la cursa i que, passant-lo ràpid, el transformés en un corredor animat. Ho vam fer a Granollers, amb el Jordi Ribó, com a regal de Nadal del 2007. Jo encara estava en procés d'escriptura del llibre i no pensava que allò que anàvem a fer ho inclouria en el llibre, ni de bon tros que algun dia formaria part d'una obra de teatre. Senzillament volíem que el Llullu tingués presència. Vam fer-ne un tiratge de 500, perquè sortia més barat que fer-ne 100, i ho vàrem repartir a tothom del barri. La Carla els deia: «El meu germà corre, bon Nadal!». A partir d'aquí, quan el llibre va estar enllestit, vam incloure aquesta màgia que permetia veure'l córrer. En formar part d'un llibre, va implicar que m'atrevís a presentar-lo, d'una manera incipient. Després, en comptes d'una presentació, vam organitzar el concert solidari *Mou-te pels quiets!*, retransmès pel canal 33, que va acabar amb el Sergi López i el Pau Riba cantant «L'home estàtic». Per a mi són dos herois, juntament amb tots els artistes, que ara seria interminable esmentar, que hi van participar. Això va ser un 14 de juny, i en Lluís va morir 5 setmanes després. Aquell crescendo de visibilitat, de verbalitzar, de viure emocionalment i veure artistes que admires participant en el *Mou-te pels quiets!*, fent una aportació solidària, no per al Lluís, sinó per a tots els nens de les dues fundacions. I el colofó de tota aquella mena d'esprint o de sortida de l'armari verbal va arribar amb la seva mort.

Sempre he pensat que aquell ordre de la narrativa va ser òptima, perquè després del sotrac, tinguéssim un record com el que tenim, que és plaent. Hi ha grans moments que sempre ens provoquen un somriure, i l'ordre dels factors sí que hauria alterat el producte, en aquest cas.

La màgia de veure'l córrer, doncs, va néixer d'un fet domèstic. Tots els pares fan fotos dels seus nens petits. Nosaltres amb el Llullu no ho havíem fet perquè no s'hi prestava, però llavors vam voler que fes una felicitació de Nadal. Ja tenia set anys i feia set Nadals que la volíem fer. Al final la vam fer així, corrent, i a tothom li va fer molta gràcia. Així la màgia sempre ens manté, una màgia que després recuperem sempre que hem pogut.

El Llullu va morir en un bar, el bar on jo esmorzo cada matí, que es diu La Vitamínica d'Horta. Va morir allà, el 24 de juliol, perquè tenia febre i em van trucar que l'anés a buscar a l'escola que llavors anava, la Fundació Guimbarda. Aquell dia, justament, havíem quedat per dinar a La Vitamínica amb la gent de la Fundació Nexe per fer balanç del concert solidari. A finals de juliol feia molta calor i al bar hi havia aire condicionat. Vam entrar-hi suats, ell i jo, vaig posar la cadira al costat de la taula on seia la seva mare i els amics de Nexe i, al cap de pocs minuts, va tenir una apnea. Vam intentar reanimar-lo, però va morir allà, als braços de la seva mare.

Jo esmorzava allà cada matí des de feia anys. Era la meva única rutina. Quan vam tornar de viatge, després d'estar tot l'agost fora de Barcelona, els primers dies de setembre vaig passar per davant i vaig pensar: «Si no hi entro avui, no hi entraré mai». Conec la parella que el porten. L'Àlex i la Lluïsa són amics, els conec des de fa molts anys. Jo sempre he treballat a casa i sempre he sortit a esmorzar al bar, per engegar el dia. Si no hi entro avui, vaig pensar, aquí hi haurà un mur cada cop més alt. I em va costar un ou, em va costar moltíssim, però hi vaig entrar. Ells l'havien vist morir. El primer dia tot van ser llàgrimes, però l'endemà no, i de l'endemà fins ara, que ja fa deu anys, hi continuo esmorzant cada matí, a la mateixa taula. I sé la rajola, perquè està escantonada, on ell va morir, on tinc l'última imatge d'ell als braços de la seva mare, embolicat amb una manta isotèrmica d'or llampant. I això, que és dolorós i no deixarà mai de ser-ho, també és memòria. I tenir memòria del record, almenys en el nostre cas, ens reforça, ens fa poder dibuixar un somriure, mirar de cara tot el que vàrem viure. I no en volem fer èpica. Senzillament és mirar enrere i veure com van passar les coses, i d'on venim i ben orgullosos que n'estem. És molt millor que no tancar la porta i pretendre oblidar-ho.

I quan escrivia el meu llibre *Quiet*, en vida del Llullu, i anys després l'adaptació teatral *Qui ets?*, ja des de la memòria, també vam treballar aquesta imatge. A mi m'agrada recordar que quan jo era nen –i bastant entremaliat, a casa–, la meva àvia Paula m'amenaçava que si no em portava bé aniria al *quarto* de les rates! Era un quart pis a Nou Barris, a la plaça del Virrei Amat, on no s'havia vist mai cap rosegador, ni Mickey Mouse! Era impossible! Però jo estava acollonit, tenia una por tremenda d'aquella cambra. El *quarto* de les rates! I en realitat, allà dins, què hi havia? Res. Hi havia quatre andròmines, el pal de fregar, escombres, galledes... Evidentment no era la cambra més bonica de la casa, però tampoc no n'hi havia per a tant. Per què li tenia tanta por? Doncs perquè estava fosc. Perquè era la cambra prohibida i m'imaginava un gran monstre allà dins.

Crec que verbalitzar el dolor, verbalitzar el dol també en aquest cas, com abans la malaltia o la situació, afrontar-la posant-hi paraules, cadascú les seves, és com anar al *quarto* de les rates i encendre l'interruptor. I el que veuràs no és la cambra més bonica de la casa, és evident, però tampoc fa por. Són quatre andròmines i mals endreços. En tot cas, no fa tanta por com imaginar-te qui sap què. Jo crec que el silenci o l'oblit forçós és la pitjor de les medecines. També des d'una òptica social, perquè sovint ens passa amb els fets històrics de la repressió. La memòria és el millor aliat. I recordar no vol dir reviure amb el mateix dramatisme, perquè cada moment té la seva intensitat i el temps tot ho amoroseix. El record ens permet ser éssers històrics, amb capacitat de pensar en el passat, de viure el present i, per tant, encarar el futur d'una manera diferent. L'amnèsia forçosa és horrorosa.

El pensament especulatiu és incontrolable, afortunadament, perquè és un àmbit de llibertat. Però en aquestes situacions emergeix el tarannà de cadascú, i si hi tens tendència, tens pensaments funestos, alguns, induïts. Per exemple, la primera vegada que truquen a les quatre de la matinada, després d'un ingrés d'urgències, per informar-te que està tenint una crisi i et demanen què han de fer. Això a l'UCI. I tu preguntes: «Què vol dir, què han de fer?». I llavors t'ho especifiquen: «Que si el connectem o no, que si li posem la respiració assistida o no». I, esclar, com que és la primera vegada demanes què passa si no li posen la respiració assistida, i et diuen que pot morir, però que si l'hi posen pot ser que la necessiti per sempre. Això va passar quan tenia 7 anys, i la resposta va sortir de dins, sense filtres: «Doncs, posi-l'hi, posi-l'hi! Ni que sigui pel cul! Posi-l'hi, aquest tub!». Havíem estat set anys en la inòpia, perquè no havia tingut unes crisis tan intenses, però a partir d'aquell moment vam prendre consciència que podia tornar a passar en qualsevol moment. Fins que al final va passar. Recordo que el dia de l'enterrament li vaig fer dir a l'amic Oriol, que va parlar en el meu nom, perquè jo no podia: «Si algú pensa que ara estarem més tranquils, sobretot que no m'ho vingui a dir». No volíem estar tranquils, el volíem a ell.

Des de fora es pot entendre: «Ai pobres, amb aquest nen que els dona tanta feina! Ara sí, per fi, mira... última hora, si es mor, angelet...». Però no. Aquests pensaments són ambientals, i tothom els pot tenir, però no es pot gestionar el dol des de l'esperit pràctic. Un dels grans aprenentatges de tot plegat és la humilitat. La humilitat és fonamental. Els éssers humans ens pensem que senyoregem aquest planeta i el podem manipular a tort i a dret. Tenim les nostres estructures de poder i les nostres fal·làcies sobre la nostra gran importància. Tots portem un rei al cos. No només els polítics, tots! Tothom. I llavors, de sobte, un dia t'adones de la teva migradesa, de la poca capacitat que tens, i aquells metges meravellosos que han estudiat tant i que saben fer tantes coses, però que et diuen que en el cas del cervell són a les beceroles. Hi ha tanta incertesa al teu voltant que això també et fa assumir, ni que sigui per instint de supervivència, que hi ha moltes coses que no depenen de tu. Perquè si depèn de tu, si et truquen i et demanen si li posen o no li posen un tub, tu pots prendre una decisió. Però en general, t'adones que és molt més important descobrir com et pots adaptar a la situació que no pas pretendre dominar-la. Dominar! La paraula *dominar* ja és una conya, és ben absurda. Dominar què, home? És per això que crec que tothom qui passa per una situació semblant, arriba un moment que fa el clic.

La mort és el final de qualsevol trajecte, però alhora és el destí de tots els que som aquí ara i de tots els que ens puguin llegir. No hi ha ningú immortal. Ningú. Ni el Punset! De manera que convivim amb aquesta ambivalència. La mort és el dolor màxim, el silenci. En Lluís va morir el 24 de juliol del 2009. Era divendres i aquell dilluns teníem quatre bitllets per anar a les Canàries. Va anar al tanatori, després al crematori i el diumenge a la tarda ja ho havíem fet tot. De manera que el dilluns a la tarda vam agafar un avió tots tres i ens vam plantar a les Canàries. No recordo unes vacances més estranyes que aquelles. Érem enmig d'un ambient festiu i a nosaltres ens feia mal tot. Ho vam somatitzar tots tres, descol·locats. El període de dol cadascú el porta com pot, però sempre és dur, un sotrac. En el cas del Llullu de seguida ens vam adonar que el dol no era un fet que ens hagués agafat per sorpresa, no era sobtat, no era un nano de nou anys i mig que viu feliç i, de sobte, un dia té un accident perquè l'atropella un camió. Era algú de qui probablement havíem anat fent microdols durant anys. Perquè hi havia un dia que ens havien dit que el nostre fill no caminaria, i un altre dia que no parlaria. Només te'l definien per tot el que no faria. I per tant, sense adonar-nos-en, havíem recorregut uns quants trams d'aquell dol.

De manera, que un cop superat el sotrac, vam buidar l'armari. Vam omplir tot el cotxe de cadires de rodes, plans verticals i artefactes molt estranys que els vam anar a donar a la Fundació Guimbarda, la seva última escola, perquè els aprofitessin altres nens. I vam engegar un curs nou, el del 2009-2010. Després d'un cert temps de recol·locació, el que hi ha hagut és una presència constant. La seva habitació, l'habitació del Llullu, es diu així. No hi ha cap altar, però el seu llit encara hi és. Tot ell és present d'una manera molt clara a les nostres vides. Ens ha deixat unes quantes herències. Per exemple, no diré marques, però bevem la mateixa aigua mineral, baixa en sals minerals, que ens van recomanar per a ell, i la bevem sempre com uns fanàtics, no en sabem beure d'altra.

Hi ha un munt de coses i, sobretot, la memòria sempre associada a un somriure, als molt bons moments, als grans viatges que vam fer amb ell, perquè vam viatjar molt. Després cadascú de nosaltres tres ho ha dirigit cap a una banda o altra. Per a la seva germana és inqüestionable que ha tingut una influència molt clara, fins al punt d'inspirar-li la professió. Però tant la Mercè com jo el tenim present i segur que ens ha marcat i hem fet alguns aprenentatges. A mi m'ha anat bé verbalitzar-ho. Vaig escriure *Quiet* poc abans que morís, però després no l'hauria pogut escriure igual. Allò va ser posar un terreny de joc verbal al dolor. Després tornar-hi ha anat prenent sentit. Parlar-ne sempre és millor que no pas no fer-ho. No vull dir que a tothom que li passi això hagi d'escriure un llibre. Que encara saturarem el mercat! Però cadascú que ho faci amb les seves eines. El que és segur és que no parlar-ne vol dir aixecar un mur.

Crec que la vida amb el Llullu m'ha canviat la mirada. En general, els de casa no som gaire diferents de com érem. Personalment, no he canviat de cotxe encara, tot i que ja està molt atrotinat, però encara és el cotxe que vàrem comprar per al Llullu l'any 2007. No ens hem separat ni hem canviat de casa, continuo sent del Barça, tot i els disgustos. De política més val no parlar-ne, però tampoc no he canviat gens ni mica. És a dir, parlant d'una manera objectiva i curricular, podríem dir que no ha canviat gran cosa. Treballo del mateix, faig el mateix, no m'he convertit a cap nou credo ni me n'he anat a l'Índia ni m'he tornat vegà; amb tot el meu respecte, però els entrecots que no faltin. El que m'ha canviat és la manera de mirar el món. M'ha canviat sobretot la intensitat o l'escala, l'escala de valors, l'escala de prioritats i la intensitat dels contratemps. Coses que abans m'haurien deprimit, ara no em fan ni fred ni calor. Hi ha coses que em continuen molestant, i, com tothom, tinc pedres a la sabata, però tot d'una les relativitzo més. I no perquè ho compari tot amb perdre un fill. No és pas per dramatitzar. És perquè senzillament hi ha camins que, quan els has recorregut, mires enrere i penses: «Això m'amoïnava?». Que tu publiquessis una novel·la i hi hagués un crític que et digués que ho podies haver fet millor, això m'amoïnava? Doncs sí, m'havia amoïnat força, però ara no tant. No diré que no m'amoïni gens. A tothom li agrada que si fa una cosa li valorin, però crec que m'ha canviat la mirada i la magnitud de l'escala.

Com a parella vàrem tenir moments molt durs, evidentment. Els vam afrontar com si fóssim un comando, un escamot, una cèl·lula. Per tant, en aquest sentit, això ens va unir. És evident que ens va unir. No saps si hauria estat millor o pitjor la relació, perquè és incomparable, però el que sí que ens va fer, és arribar al mateix lloc junts després de fer camins una mica diferents. Ens va fer adonar, probablement, de coses que no hauríem pogut percebre. Prendre decisions o tenir un tipus de reaccions que et revelen com és l'altre. En aquest sentit, ens va ajudar a conèixer-nos millor. El fet és que continuem junts, deu anys després de la mort d'en Llullu. I es fa difícil fer hipòtesis, però, si alguna cosa vàrem aprendre és que com a parella havíem de ser molt autònoms. No podíem fer el camí a la mateixa velocitat. El vam fer junts, això sí. Junts vàrem estar sempre. De vegades hi havia dissensions, o no ho veiem igual, sobretot en la manera de lluitar o de gestionar les possibilitats de tractament del Lluís. Això va ser un motiu clar de discòrdia que tanmateix no va provocar cap trencament. Però sí que va provocar una consciència de dir que aquí som dos. Ens dèiem: «Sí, som una parella. Fa molts anys que som parella, però som un més un». Hi ha situacions en les quals si no diem que som un més un potser tocaríem el dos. I això és un bon aprenentatge. De fet, continuem viatjant força. De moment se'ns continua afegint la tercera polissona, perquè, esclar, fer viatges té un pressupost. Ella continua volent viatjar amb nosaltres, i cada cop que fem un viatge llarg la presència del Lluís creix. Comentem: «Mira, aquí no hi hauríem pogut pujar amb el Lluís» o «Mira, ara sí que podem!». Deu anys després, encara ens passa: ell hi és. O sigui, som parella i tribu.

Ara *Qui ets?* ha arribat a convertir-se en un espectacle teatral, fins i tot el podem veure córrer en escena, perquè és la seva imatge real. Més enllà que els actors –Judit Farrés, Roger Julià i Òscar Muñoz– fan una feina excel·lent dirigits per Joan Arqué, veure el Llullu allà ens emociona. És que és el Llullu! Deu anys després encara estem vivint una màgia que reivindica la memòria que cadascú té dels seus éssers estimats, extensiva a la societat. Qualsevol comunitat que tingui una certa dignitat ha de preservar la memòria. L'ha de tenir clara, ha de veure les seves parts positives i les seves parts negatives. Això no ho deslligo de l'experiència íntima. A mi em semblaven molt egoistes alguns plantejaments, humanament comprensibles, de certs pares, que tot havia de ser per al seu fill. Jo no en tenia prou, amb això. Per a mi, en Llullu era el nostre fill, i és la nostra història, però nosaltres formem part d'una comunitat, d'un país i d'un món. I aquí ens inscrivim, perquè si no, té poc sentit anar fent la teva des del jo, jo, jo.

Vaig trobar el meu lloc al món darrere la cadira de rodes d'en Llullu, observant el que ell provocava, i tot el que es generava al seu voltant. M'hauria canviat per ell, perquè ell tingués una vida, que jo ja havia tingut.

He pensat què hauria passat si hipotèticament pogués tornar enrere, al moment de l'embaràs, i dir: avortar o no avortar. Personalment –només puc parlar per mi, i això hauria de ser la Mercè, la meva companya, i dir-ho ella, que en això tindria l'última paraula–, tornaria a conviure amb el Llullu aquests 10 meravellosos anys, sense cap mena de dubte.

Això es plantejava en la pel·lícula *L'arribada* (*Arrival*). D'una banda aquesta mirada al futur, sabent el passat, i de l'altra la comunicació. Vaig trobar molt interessant i intel·ligent el fet de vèncer, una mica com a la Bella i la Bèstia o com a *La pell freda*, aquesta por als granotots, vèncer aquesta por a l'altre, al monstre. Perdre-li la por als monstres és bo de totes totes, i jo tinc menys por ara que no tenia fa vint anys.

«Quan no hi ha cap diagnòstic i no se sap el que és, quan no hi ha cap centre d'investigació, ni cap farmàcia, ni cap hospital que hi pugui dedicar recursos tan cars, ni personal per a aquell nen, llavors aquest nen cau involuntàriament en un cert abandonament».

JORGELINA BORDA

Jorgelina Borda és la mare de la Chloe, una nena d'11 anys amb una malaltia provinent d'una doble mutació del gen VPS13D. Només hi ha 12 o 13 casos identificats al món que tinguin aquesta malaltia minoritària. El seu mal és crònic, progressiu i invalidant, amb una afectació psicomotora severa.

La Chloe va néixer aparentment sana i va tenir un desenvolupament normal fins que va fer els tres anyets. Just un mes i mig després va començar a caure. A caure i a bavejar. Li queia un filet de saliva molt lleuger de la boca. En realitat, el procés va ser molt lent. Nosaltres no enteníem el que estava passant. Ningú pensa que una cosa així t'hagi de passar a tu. Crèiem que bavejava perquè li sortia un queixal, que queia perquè estava creixent, perquè quan fan tres anys, els nens són més valents i corren més... Però un dia, quan faltava un mes perquè complís els tres anys, vam anar a una barbacoa a la finca d'uns amics. Tots els seus amiguets hi eren, i ella estava jugant quan, de sobte, la vaig veure que era al damunt d'un graó, agafada a la finestra, aterrida. Era un graó de 10 cm, no era un graó de debò. Però quan la vaig veure aterrida, incapaç de baixar aquell graó de 10 cm, em vaig adonar que alguna cosa passava. El pediatra la va visitar després de dues o tres setmanes i em va enviar al traumatòleg. La nena continuava caient molt i va començar a dormir molt, moltíssim. Feia la migdiada, com qualsevol nen de tres anys, a 2/4 de 3 o a les 3 de la tarda, i es llevava a 2/4 de 7 o a les 7 del vespre. Finalment, quan el traumatòleg la va visitar, va enviar-la d'urgència al neuròleg. Aquest, quan la va veure, va dir que passava alguna cosa estranya. Llavors ens van enviar a l'Hospital Materno-Infantil de Màlaga, a urgències. Tot això que explico molt ràpidament, va ser un procés lent i difícil d'entendre, perquè no acabàvem de relacionar tots els símptomes. Per a nosaltres eren coses dispars que li passaven a una nena petita (bavejava, queia, dormia molt...). Però quan arribem a urgències, per sorpresa meva, la van ingressar ràpidament i van començar a buscar un tumor. Reviure aquests records és molt complex. Estan molt ben guardats en un calaixet, però quan l'obres és horrible. Però cal que la gent ho sàpiga. És important que ho sàpiguen. Van començar, doncs, a buscar un tumor al cervell durant setmanes. Li van fer tota mena de proves horribles! Era una nena petita de tres anys. La punció lumbar o l'electromiograma són proves molt doloroses, horribles per a una nena tan petita. Tenia una metgessa meravellosa, la Dra. Calvo, que deia: «Continuarem buscant, però no ho entenem...». Ningú no entenia el que passava. Els símptomes no es relacionaven amb les malalties que els metges pensaven que podia tenir. Tant li feien proves per confirmar com per descartar malalties, però res de res.

Per sorpresa meva, crec que va ser el 23 d'agost, després de tres setmanes a l'hospital, ens van donar l'alta. En aquell moment la Chloe patia una deteriorament motor violent molt agressiu. I ens van dir que anéssim cap a casa. Llavors vaig preguntar: «I ara què? D'acord, me'n vaig cap a casa, però què he de fer? Com ajudo la meva filla?», però em van dir que no hi havia res a fer perquè no sabien el que tenia.

A partir d'aquell moment va començar la meva lluita. Si no sabem que té, el primer que hem de fer és entendre el que li passa. Haurem de descobrir l'afectació que s'està enduent la meva filla. No em quedaré asseguda a esperar i veure. Però el sistema és molt complex. El sistema no està fet per a l'individu, sinó que està creat per a una població. Això que per a mi era tan evident, no formava part del protocol. Em van dir que la Chloe havia de tornar després de sis mesos per fer-li una revisió, i d'aquesta manera cada sis mesos durant tota la seva vida.

No em vaig resignar a esperar. Des dels primers símptomes a finals de juny, passant pel seu primer ingrés a urgències el 5 o 6 d'agost, i sortir de l'hospital, que era a finals d'agost, la Chloe anava perdent molt. En sis mesos, quan tenia la revisió, pràcticament no s'aguantava dreta, havia perdut la parla i realment no podia menjar. Jo li donava el menjar perquè soc molt tossuda, però ella no podia menjar. Li havien de fer les proves per posar-li la sonda d'alimentació, però jo m'hi negava. Això volia dir llançar la tovallola, abandonar, resignar-nos, deixar-ho estar. Pensava: «Li posem la sonda, demà el respirador i ja està», però no ho podia acceptar. Continuava donant-li el menjar. El triturava com si fos per a un pollet i després l'hi posava molt a poc a poquet a la boca i l'ajudava a empassar. Però ella no podia engolir ni aigua. Havia de posar espessidor al menjar perquè passés sol. Ella va aprendre un moviment amb el cap i es tirava enrere com un ocellet. Però en sis mesos la Chloe ja no parlava. Balbucejava, li deia que m'expliqués el que volia, i ella feia «ba-ba-ba-ba», i jo li deia «Chloe, no t'entenc, digues-me el que vols perquè jo no t'entenc... esforça't una mica, intenta-ho», perquè jo sabia que ella m'ho estava dient. Era la seva boca, el seu sistema motor el que no estava funcionant.

Uns anys més endavant, a la Chloe li van diagnosticar TDAH. Aquest cosset de flam que no s'aguantava dret, perquè l'asseies en un sofà i se n'anava com un flamet. Queia de costat i li posàvem coixins pels dos costats per poder veure la tele, i ella que es volia moure contínuament. Ella era i és un terratrèmol, però el seu cos no l'acompanya. Des dels tres anys viu un calvari.

Fa poc, he vist la pel·lícula *Gleason*, sobre el jugador de futbol americà que va morir d'ELA i que va gravar el procés que va viure els darrers anys. Hi vaig veure el reflex de la malaltia de la Chloe, tot el procés. La diferència és que ell era un adult i podia explicar-ho, però la Chloe no. Vam començar a buscar per tot el món científics especialitzats en el deteriorament psicomotor, l'atàxia. Era com buscar en un calaix de sastre perquè no tenia un nom. Una malaltia sense nom és el pitjor abisme en el qual un nen pot caure. Sense nom, sense futur, sense present, sense investigació, sense tractament, sense probabilitat de trobar un tractament perquè no se sap què s'està buscant. Em vaig centrar en buscar un diagnòstic. Em vaig reunir fins i tot amb el ministre d'aleshores, Alfonso Alonso. Li vaig demanar un registre de casos sense diagnòstic, li vaig demanar ajudes per a nens sense diagnòstic. Hem d'entendre que una malaltia minoritària, que ja és horrorosa, horrible per als nens i les famílies, si almenys està identificada, es poden unificar esforços. Encara que siguin poques famílies en una ciutat o en un país, són moltes en tot el món, i almenys es pot centralitzar, es poden unir recursos, forces, famílies, i intentar ajudar aquests nens, els afectats. Però quan no hi ha cap diagnòstic i no se sap el que és, quan no hi ha cap centre d'investigació, ni cap farmàcia, ni cap hospital que hi pugui dedicar recursos tan cars, ni personal per a aquell nen, llavors aquest nen cau involuntàriament en un cert abandonament.

Sabia que si jo mateixa no em posava a buscar ningú no ho faria. I no m'equivocava. Per descomptat, ella tenia les seves visites mèdiques, i els metges, quan la veien cada sis mesos, li feien alguna prova. Però només alguna prova, perquè després d'un cert temps ja no es fa res. Es fa una ressonància cada any o cada dos, per veure l'afectació, perquè aquestes malalties neurodegeneratives acaben afectant el cervell, normalment. Això es pot veure a la ressonància.

En el cas de la Chloe, va començar a tenir l'afectació al costat esquerre. Durant quatre anys la seva malaltia només estava localitzada al costat esquerre. El costat dret estava sa, però des de fa quatre anys l'afectació és total. Cal molta teràpia i moltíssim esforç per part d'ella i de la família. Nosaltres som una família normal, no som rics, jo treballava i ho vaig haver de deixar. El meu marit, ara exmarit, regentava una petita empresa familiar, però els recursos que necessita un nen amb una malaltia minoritària, són incomptables. Vam fer un gran sacrifici perquè ella tingués totes les teràpies que necessitava, i gràcies a això la nena ha tornat a menjar i a parlar.

Ha tornat a parlar. Semblava impossible, perquè els metges deien que els danys eren irreversibles. Jo feia totes les preguntes del món, era la mare de malalt més horrible que qualsevol metge es pogués trobar. Els preguntava què passava amb els danys i em deien que els danys eren irreversibles. Llavors els contestava: «Aleshores no tenim temps! Per què no esteu corrent, preocupats, intentant trobar una ajuda per a ella?». Li van fer teràpies horribles, teràpies en les quals li havien de fer uns massatges dins la boca, amb uns bastonets, per estimular-la. Una nena de 3 o 4 anys en una llitera on li fiquen coses a la boca durant una hora.

La Chloe va aprendre a assumir aquesta part, aquest sacrifici, i ha tornat a parlar. Té dificultats, parla una mica lent, millor o pitjor, depèn del dia. De vegades li costa més, d'altres menys. Però ha tornat a córrer. Ella corre a la seva manera. Els seus malucs, cames i peus estan molt afectats, però torna a córrer. Té un joc de maluc molt particular.

Una amiga em preguntava: «Per què la Chloe no camina? Per què corre?». Jo li deia: «Mira-la: perquè ella corre per impuls». Ella utilitza el mateix cos quan cau per impulsar l'altre costat, així li resulta més fàcil. Per a ella és més fàcil córrer que caminar. El que no té és energia, el seu cos no produeix energia suficient per alimentar el seu sistema muscular i nerviós. És per això que jo li conservo la seva energia tot el puc. Ha tornat a caminar, a córrer, a menjar i a beure. La gent em diu que la Chloe ja està bé, molt millor, però no és veritat, la Chloe no està millor. Ara té tetraparèsia, té tot el cos afectat i la malaltia avança. Això ho sabem perquè en veiem les conseqüències. Cada any li apareix una cosa nova. La malaltia va avançant. Fa un any que té dolors a les cames, als braços i als peus. Cau moltíssim, moltíssim, moltíssim. És una nena que cau contínuament, es dona cops contra les portes i les parets, perquè a conseqüència de la malaltia té un trastorn visoperceptiu que fa que ella, si veu un corredor, el corredor en realitat està desplaçat cap a un costat. Ella em diu que va cap a la porta, però que el seu cos va cap a l'altre costat. Per tant es colpeja constantment.

Afortunadament, després de set anys d'un calvari horrible, s'ha aconseguit identificar la causa de la seva malaltia. És una doble mutació que té en un gen que s'anomena VPS13D. És una doble mutació molt rara, de la qual, fins ara només se'n coneixen 12 casos en tot el món. Podrien ser 13, perquè s'ha posat en contacte amb mi una mare de Xile que podria ser un cas nou. Crec que n'aniran apareixent més, lamentablement molts més, però per ara, aquests són els que es coneixen.

Estic en contacte amb la majoria d'afectats. Va ser gràcies a Mark R. Trenta i la seva família, d'Estats Units, que es va identificar el gen, la mutació. Perquè és una família de deu germans, cinc d'afectats i els altres cinc, no; però són persones adultes i no nens. A ells, la malaltia els va aparèixer quan eren adults. Els símptomes van aparèixer en alguns a l'adolescència, a altres als 20, 30 o 40 anys. Aparentment, en els casos en què la malaltia apareix més aviat és més agressiva. Com més adults són, més lent es processa. Amb el Mark, que és un senyor gran, ens escrivim e-mails. No m'atreveixo a preguntar gaire, però m'envia fotos del seu rostre, sé que pot escriure amb les mans i que parla. Això ho manté, però els seus quatre germans, no. Ja fa anys que són totalment invàlids, amb alimentació assistida i respirador.

Un altre cas és el de la Leane, a França. A aquesta nena li va aparèixer la malaltia quan va fer l'any, una mica abans que a la Chloe, i ara està molt afectada. Té total consciència, no ha perdut en cap moment la capacitat intel·lectual, però està incapacitada en el seu cosset, no té mobilitat, té alimentació per sonda i es comunica a amb els ulls a través d'un ordinador. Fa quatre anys estava com la meva filla... i això m'aterreix.

Ara s'acaba de diagnosticar una nena dels Estats Units que es diu Kaezy i té 2 anyets. Ha començat amb els símptomes fa molt poc. També és un cas que comença a l'any, i just es va identificar aquest gen, van fer la prova i es va confirmar que era aquesta mutació, o sigui, que encara no sabem com desenvoluparà aquesta malaltia.

El cas de Xile és un nen de tres anyets que es diu Nico. Té la mobilitat bastant afectada.

A cadascun li envio tot el meu tractament de xoc, com jo l'anomeno. No puc aconsellar res a ningú, però els explico el que faig i el que vaig fer. He utilitzat molt la intuïció, perquè crec que és un factor primordial. Sé que he anat a contracorrent en moltes coses, i moltes vegades m'he hagut de barallar amb mi mateixa, amb la meva consciència, el meu inconscient, el meu conscient i la meva família. Vaig tenir molts problemes amb la família, amb el pare de la nena, amb els meus sogres, va ser horrible. Em deien que havia d'anar cap a la dreta, però jo veia que havia d'anar cap a l'esquerra. Quan tu no saps res i ningú no sap res, al final has de fer el que sents.

Estic amb la nena les 24 hores del dia. Veig el que passa quan faig això i quan faig allò altre, per tant, faig el que veig que a ella li va bé, el que jo entenc que li va bé. Recordo, per exemple, quan ella tenia uns 4 anys, que els metges van pensar que era el primer cas d'ELA infantil. La neuròloga que l'estava tractant a Madrid, la Dra. Duat, que és un sol, va dir: «Mira, això sembla ELA, però no hi ha casos d'ELA en nens». Ara sí que n'hi ha, però aleshores no. Aleshores vaig dir que estudiéssim els símptomes i en aquell moment vaig proposar un tractament amb un fàrmac. Però la doctora va dir que això no funcionaria per a la Chloe. Vaig seguir llegint i investigant i vaig veure, per alguns casos semblants, que sí que podria anar bé. No hi havia nom ni malaltia. Estàvem parlant només de símptomes. Símptomes, fàrmacs, reacció, conseqüència. Pensava que aquest fàrmac li havia d'anar bé a la Chloe, però em van dir que no. Llavors me'n vaig anar a un altre neuròleg a veure si aconseguia que me'l receptés, però també em va dir que no. No sabia a qui demanar-li-ho.

Llavors, gràcies al pare de la Chloe, que és americà, em vaig posar en contacte amb l'Associació d'Atàxies dels Estats Units. Vam aconseguir parlar amb el president, i aquest ens va recomanar un neuropediatra investigador de Filadèlfia, i me n'hi vaig anar amb la nena. Vam estar allà tres dies i li van fer tota mena de proves. Ens van dir que no sabien què tenia la nena i que no em podien dir res més. Quan va arribar el tercer dia, a les 6 de la tarda, que ja anàvem a marxar vaig dir que els havia de dir una cosa: per què no provàvem aquest fàrmac? Quan em van preguntar per què, els vaig dir que creia que això podia funcionar, i llavors em van dir que els expliqués per què ho creia. Vaig treure la meva carpeta, perquè sempre anava amb una carpeta enorme, vaig treure tots els papers, barrejats, aquest, aquell, l'altre... I els vaig dir: «Mireu, aquí hi ha el cas de Nova York, aquí el cas de França...». Finalment, crec que per avorriment em van dir «Vols provar-ho? Doncs, provem-ho!». I ho vam provar. En aquell moment també vam començar amb la carnitina, que era un altre fàrmac que li havien recomanat. Vaig suggerir una dosi més alta, per l'estudi paral·lel que estava fent jo mateixa.

Al mateix temps vam començar un tractament alternatiu, totalment sa. Amb una alimentació que ens va donar un metge dels Estats Units, el Dr. Busko, que tracta els pacients a partir de l'alimentació. Òbviament, com a complement al tractament mèdic. Aquell va ser l'estiu de la llum. Vam començar amb els fàrmacs que jo li volia donar, amb aquella alimentació. Va ser com un miracle. A partir d'aquell tractament, des d'aquell estiu, la Chloe, que anteriorment havia anat empitjorant cada setmana, de sobte es va estabilitzar. Era brutal el deteriorament que tenia, però va deixar d'empitjorar. A partir d'aquí, en uns mesos va començar a recuperar molt lentament aquelles capacitats.

Va tornar a parlar en un any i mig, això no va ser ràpid. Crec que la intuïció té un rol molt important a l'hora de tractar els nens. Els pares en saben molt, perquè estem amb els nens a totes hores. En el cas de la Chloe, crec que va ser determinat el fet de seguir trucant diverses portes. Que la porta es tanca? Doncs n'hi haurà una altra. Així fins que trobem el tractament per a la malaltia.

En el cas de la Chloe –ella ja té el seu diagnòstic–, després de set anys d'una lluita intensa i esgotadora, ara ens hem centrat en un projecte d'investigació que estem tirant endavant amb l'Institut Germans Trias i Pujol de Badalona. Ens porta el Dr. Matilla, que sempre ha estat al nostre costat. El vaig trobar veient un programa de televisió on li feien una entrevista. A partir d'aquí no vaig parar fins que el vaig contactar. Ens va entendre i des d'aleshores ens ha ajudat.

Una gran part de la investigació que s'ha fet fins ara l'hem finançada de manera privada. Amb això hi vull insistir: jo tinc una feina de mitja jornada i no som rics. Ens costa molt. Ens ha costat molt. Això condiciona totes les famílies afectades.

Hi ha una part de les malalties minoritàries que la gent no té en compte, que són els germans dels nens afectats. Són unes víctimes silencioses, que ningú no coneix i que pateixen totes les conseqüències. Les absències dels pares en tots els viatges, la desatenció, perquè l'altre nen en demana tanta que, vulguis o no, l'hi treus al germà sa. En el nostre cas, la germana de la Chloe, la Kaia, és petitona, dos anys més petita. Per tant, tot això va passar quan ella era un bebè. Va haver de créixer sola. Ajudant-me a mi, m'ajuda moltíssim. Hi ha conseqüències psicològiques en tot l'entorn familiar: germans, matrimoni, avis.

El món de les malalties minoritàries és un món bastant desconegut per a la resta de la societat. Crec que és important que una gran part de la sanitat i dels recursos que ofereix l'Estat estiguin destinats a aquests nens, per la simple raó que no tenen una altra possibilitat de tirar endavant.

En el fons, em sento afortunada per haver aconseguit arribar fins on hem arribat. Però encara ens falta molt. Ens falta un tractament. Sabem que hi ha possibilitats. He trobat biomarcadors que indiquen que es pot trobar un tractament per a la Chloe i no em quedaré asseguda esperant que passin aquests quatre anys, ho he d'aconseguir abans.

Tenim molta esperança en la genètica. S'estan desenvolupant tractaments i tècniques que encara no s'estan aplicant en l'ésser humà. Confio i estic segura que no és una il·lusió, que objectivament i amb els recursos necessaris, la ciència aconseguirà revertir situacions com les de la Chloe. No ho puc afirmar, en el cas de la Chloe. Nosaltres, el que hem fet és millorar els símptomes. La malaltia continua allà exactament igual. Per ara hem aconseguit reforçar el seu sistema malgrat que la seva genètica la dugui per una altra direcció, però sabem que és una cosa volàtil, temporal. Necessitem aturar la malaltia, simplement.

Hem de reforçar aquests músculs que els seu cos no està alimentant. Hi ha una enginyeria al darrere que sona a bogeria, almenys a mi em sona a bogeria. El tractament de la Chloe va començar per conservar-li l'energia possible, evitant que consumeixi qualsevol tipus d'energia en alguna cosa absurda o inútil, però mai la privem de jugar. La Chloe sempre va en cadira de rodes i quan arriba al parc comença a jugar. Corre i cau, corre i cau, però ella juga. Quan va a escola, està tot el dia a la cadira de rodes. Però quan surt al pati jo li dic a la monitora: «Deixa-la, que és una nena i ha de viure! Controla-la, ajuda-la, però no li podem prohibir que es mogui perquè es pugui fer mal».

Hem intentat que la seva vida sigui al més normal possible. El tema de parlar, per exemple, va ser una cosa molt dura per a nosaltres. Va estar més d'un any sense parlar. Vam haver d'aprendre el llenguatge dels signes, que ja hem oblidat, però el vam aprendre tota la família. La petita Kaia era increïble, era molt ràpida. Jo era una mica més lenta. Després vam haver de fer pictogrames, perquè digués a l'escola «Tinc mal de panxa, tinc son, tinc gana, tinc set, m'han pegat...». Durant un any i mig ens vam comunicar d'aquesta manera. Això s'ha de viure per entendre-ho.

El col·legi li costa molt a la Chloe. Té dificultats d'aprenentatge, però li fan tota mena d'avaluacions d'intel·ligència, a l'Hospital 12 de Octubre, per veure si té danys en l'àmbit intel·lectual. Però, ara per ara, la Chloe té una intel·ligència normal alta. Els seus problemes d'aprenentatge estan relacionats amb el dèficit d'atenció, amb la hiperactivitat i amb el trastorn visoperceptiu; en el darrer any ha tingut molts problemes de memòria. El seu cervell i el raonament funcionen, però totes aquestes alteracions fan que en un sistema educatiu tradicional ella no hi encaixi. En teoria es posen els mitjans, es fa una adaptació curricular perquè la nena pugui aprendre i se li ensenya la manera en què pot aprendre. Però en realitat això és una mica com una utopia. Perquè en els centres educatius –almenys per la meva experiència– no existeixen els recursos per a aquests nens. Encara que et diguin que la nena té una professora terapeuta, en realitat, amb mitja hora, o tres o quatre hores a la setmana, la nena no avança, perquè amb aquestes condicions ella mai no estarà al nivell d'un nen que rep educació vuit hores, perquè ella no pot aprendre de la mateixa manera que els altres nens. Ella, amb molt d'esforç per a nosaltres, va a un col·legi petit, privat. Va ser una decisió molt difícil perquè no teníem els mitjans i els avis ens ajuden. És un col·legi amb sis nens a classe. Això per a nosaltres ha estat un canvi radical. En el col·legi d'abans, quan era a segon de primària, encara no havia après a llegir. No sabia llegir ni escriure. Si jo demanava els treballs em donaven dibuixos. Jo li deia a la mestra que la Chloe havia d'aprendre a llegir i a escriure, però ella em deia que la nena no podia. Quan la vam posar en aquest petit col·legi, amb una mica d'atenció més personalitzada, en dos mesos la Chloe llegia i escrivia en anglès i en castellà. Això demostra que amb els mitjans i els recursos necessaris aquests nens poden llegir i escriure. Els ho hem de donar. De la mateixa manera que nosaltres, com a família, fem un esforç brutal, crec que aquests nens mereixen que la societat els doni una oportunitat. És molt difícil perquè s'han d'enfrontar amb molts obstacles. No és només llevar-se, posar-se els pantalons i no poder-se cordar el botó, o esmorzar amb dificultat i arriscar la vida en menjar pel perill d'ennuegar-se. No és només sortir al carrer o al pati de l'escola, caure i fer-se mal contínuament. La Chloe s'ofega a la piscina quan s'esgota, de sobte. L'hem hagut de treure set vegades de la piscina. Per descomptat, a la piscina, hi està amb nosaltres al costat, mirant-la en tot moment. Però ella vol nedar sola. Ara que té 10 anys hem aconseguit de convèncer-la perquè porti un flotador. Però no el vol perquè diu que ja sap nedar. Cert, ja sap nedar, el que passa és que ella no sap quan se li acabarà l'energia. Està surant i de sobte vol sortir però no té prou força, senzillament: no pot. És només un impuls el que necessita, però quan se li acaba no ho pot fer. Tot és molt difícil, però seguim intentant que tingui una vida normal.

Crec que els pares que tenim nens amb malalties minoritàries o discapacitats hem d'empènyer-los a fer una vida normal. I ho fem. Tots els que jo conec almenys ho intenten. Però la resta de la societat ens podria ajudar a aconseguir-ho.

Un gran problema que tenen aquests nens és el bullying. En molts casos aquest tipus de bullying no és tant la manera de descriure'ls o anomenar-los, sinó el fet de deixar-los de costat perquè són rars, diferents, i ells pateixen molt. En el cas de la Chloe, per exemple –per això parlava de la pel·lícula d'aquell jugador de futbol americà–, ella, com que no ha perdut mai la consciència ni la capacitat de veure el que passava al seu voltant, aquestes coses li han afectat moltíssim. Ja ho havia patit de petita, quan arribava a un parc i els altres nens se n'allunyaven. Ara li passa menys, però quan estava molt afectada i bavejava contínuament, i parlava com si estigués borratxa, els nens sortien corrents, però ella només volia jugar perquè sempre ha estat una nena molt sociable. És molt dur per als nens haver de sofrir el menyspreu dels altres.

Durant el període escolar, la Chloe, com tots els nens, va al col·legi al matí. Allà hi té un sofà i s'hi pot ajeure quan vulgui. Pot sortir al jardí i ajeure's, relaxar-se i descansar. És una sort que tingui una assistència més personalitzada. El seu perill són les escales. Normalment les baixa de cul. Com que mengen en grup, sempre hi ha dues monitores vigilant. Enguany l'hem deixada a l'escola fins a les 4 de la tarda. Abans l'anàvem a buscar dues vegades al matí, per anar a teràpia, i després per anar a dinar. Però amb tantes sortides, no avançava gaire.

Ara, com que les activitats de la tarda són més lúdiques –pintar, música, cuina, coses que a ella li encanten–, amb les seves mestres vam decidir deixar-la fins a les 4. A la sortida va tots els dies a teràpia: fisioteràpia, logopèdia i ioga. És un ioga terapèutic per a nens amb malalties neurodegeneratives que li va molt bé, sobretot pels dolors musculars. D'aquesta manera ella aprèn a relaxar els músculs i a fer estiraments. Normalment arribem a casa cap a les 7 del vespre i no tenim temps per jugar. Ella surt de l'escola, va a fer les seves teràpies i després tornem a casa. Li preparo el sopar i l'hi dono, com qualsevol mare, la banyo sense deixar-la sola ni un segon. L'ajudo a vestir-se, tot i que ella és molt independent i sempre ho vol intentar. Anem trobant trucs. Li compro roba fàcil: els pantalons que no tenen botó ni cremallera, la camisa amb una veta adherent, etc. Ara, com que pot seure, el bany és molt més relaxat, perquè encara que hagis d'estar-la vigilant, no pateixes tant. Perquè de vegades la Chloe es vol estirar a la banyera però després no es pot aixecar. Li encanta perquè es relaxa i en realitat li va molt bé per als músculs. Aleshores li poso una miqueta d'aigua i es queda així una estona, però és incapaç d'incorporar-se sense ajuda.

Tot i així, la pitjor etapa va ser quan el seu cos era com un flam. Aquella fase, entre els 3 i els 5 anys, el seu cosset queia d'una banda a l'altra. De vegades em girava un segon, només per agafar la tovallola, i en aquell moment queia de costat i s'ofegava a la banyera. Era horrible, horrible!

Quan va començar tot, vaig crear una associació per ajudar els nens amb malalties minoritàries i discapacitats, perquè almenys a Marbella, no hi havia l'atenció necessària per aquests nens. Vam reunir terapeutes, monitors per fer activitats i teràpies que ajudessin els nens. Tots els pares vam coincidir en el mateix: els nostres fills estan en perill constantment. Tots els nens estan en perill constantment, tots els pares ho saben, però els nostres fills encara més. Els pares han d'estar mirant-los contínuament. Segons el grau de la malaltia, de vegades et pots relaxar una miqueta. Però en aquella fase nosaltres no podíem relaxar-nos ni 30 segons.

Per a mi, el pitjor de la malaltia ha estat quan la Chloe no podia menjar ni parlar, quan no es podia aguantar ni asseguda i quan estava dreta, queia.

També va tenir durant un any i mig unes crisis nocturnes que eren terribles. Es despertava cridant, aterrida, com si l'estiguessin matant. Realment eren crits de terror, no eren crits normals. Mai no havia sentit cridar la meva filla d'aquella manera en cap circumstància i no sabíem què li passava. Deien que podien ser microatacs d'epilèpsia, que es localitzen al lòbul del darrere del cervell, en una part on ni tan sols les màquines que tenim avui dia per identificar els atacs d'epilèpsia els poden identificar. Ella tenia entre sis i vuit crisis cada nit. De vegades es llevava i intentava córrer, però queia i cridava. Això va ser el més semblant a l'infern que jo he conegut. Perquè veus una criatura cridant i no saps si és de dolor o de desesperació o si és conseqüència de la mateixa malaltia. No saps què has de fer. I això una i una altra vegada cada nit durant més de 480 nits. Això s'ha de viure, per entendre-ho. La impotència de vegades és atroç.

L'endemà es llevava al matí com si no hagués passat res. Anàvem al col·legi i intentàvem tenir una vida normal. En definitiva aquest és l'objectiu principal: intentar tenir una vida normal. Com tots els pares, nosaltres només volem que els nostres fills tinguin una vida normal, que siguin feliços.

La Chloe coneix una part de la malaltia, però no la coneix tota. Jo necessito una lluitadora al meu costat, perquè sola no ho puc fer. Necessito que ella m'ajudi a empènyer. I ella espera, insisteix i em pregunta: «Mama, quan em donaràs la medecina?». Ella no em pregunta quan me la donaran o quan la trobaran, només diu: «Quan em donaràs la medecina?». Jo ja no puc més amb aquesta malaltia i li dic que l'estic buscant. Molta gent l'estem buscant, no només jo. Estem lluitant per trobar-la i com que no ens aturarem fins que la trobem, al final la trobarem.

Les famílies dels nens que pateixen malalties minoritàries i els mateixos nens necessitem assistència psicològica. Ho dic en primera persona. Realment, nosaltres, vull dir la mare, el pare, els avis, l'entorn familiar directe que s'ocupa dels nens ha d'estar bé, si no el vaixell s'enfonsa. Això sabem que és així. Jo he necessitat molta ajuda psicològica. Quan he vist que no podia més he demanat ajuda. Però hi ha altres components: l'econòmic i el social. Perquè, quan hi vas? Si he de dur-la al col·legi a les 9, l'he de recollir a les 11 per anar a teràpia, a les 12 la recullo de teràpia i la torno a portar al col·legi, que hi arribem a les 12:30, però a les 13:30 l'he de recollir una altra vegada i després a la tarda ha de dormir quatre hores, l'he de dur a la fisioterapeuta i esperar-la, recollir-la...

Quan puc anar al psicòleg? I a més, tinc una altra filla petita.

És molt difícil. Quan puc identificar el moment en què sé que no puc més i necessito ajuda, llavors passa que no puc perquè no tinc temps, ni constància. No puc per una qüestió de recursos i de temps.

Certament, tots necessitem ajuda. Ningú no sap viure amb això, n'has d'aprendre, algú te n'ha d'ensenyar. He de saber què li he de dir a la meva filla o a la seva germana i no ho sé. Necessito que m'ajudin. És com si t'envien a la Lluna i et diuen que construeixis una nau i que, a sobre, tornis amb informació. No vaig néixer astronauta, ni soc metgessa, ni terapeuta, ni psicòloga, ni científica. Tant de bo! Però no. I això que he llegit moltíssim i he intentat entendre-ho tot. Reconec que a l'hospital era un malson. Quan estava amb la nena ingressada, per exemple al Niño Jesús de Madrid, els pares estàvem en una cadira. Jo podia arribar a estar allà 15 dies en una cadira, perquè no hi ha un llit per als pares. Com que era impossible dormir, m'asseia amb l'ordinador. Quan em deien que la nena semblava que tingués una atàxia, un trastorn pseudobulbar o coses que em sonaven a xinès o a rus, coses impossibles d'entendre, a la nit començava a buscar què era un trastorn pseudobulbar: com es tracta, com es cura, quins processos d'investigació hi havia en aquell moment per a aquest trastorn, quins hospitals i quins metges ho estaven tractant...

Després buscava els e-mails dels metges, dels centres d'investigació o el contacte del director i li enviava un correu electrònic. En definitiva, un treball de formigueta. Però jo no soc metgessa! Per a mi tot ha sigut molt més gran del que podia afrontar.

Ara, a la nostra vida hi ha dos futurs. Visc amb dos futurs. És estrany, ho sé, fins i tot podeu pensar que estic boja. Hi ha un futur que està escrit i en soc molt conscient. Una part de mi treballa per a aquest futur, perquè sap que arribarà un moment en què la Chloe serà totalment dependent. Visc en una planta baixa, amb un jardí petit i molt a prop hi ha la platja. Penso que podré obrir una porta en el mur del fons perquè ella pugui anar a la platja amb la seva cadira elèctrica, amb una certa independència. I encara que no ho vull, tot ho construeixo en funció d'aquest futur.

Però hi ha un altre futur, que és el que jo escullo, i sense aquest futur no podria viure cada dia. No podria llevar-me al matí. En aquest futur la Chloe vol tenir molts fills. Té cura d'animals i plantes perquè els adora. Té un hort petit que li encanta, es torna boja amb les seves petites plantes. Els fills es poden adoptar, oi? Hi ha molts nens que necessiten amor i ella té tot l'amor del món per donar! Puc veure-la... no serà enginyera, d'acord, però la veig com una nena feliç, com una dona feliç. Una bona dona d'aquelles que el món necessita, plena d'amor per donar, per cuidar les plantes, els animals, el planeta, les persones. La Chloe cuida els nens com ningú, totes les meves amigues la volen de cangur. Ella és com una muntanya d'amor en petitet. Jo escullo aquest futur.

Sé que hi ha un altre futur, és una ombra, una cosa horrible que em vigila, em persegueix i està aquí, amb mi... El veig de reüll, però si jo em resignés a l'altre futur, si m'hagués resignat aquell final d'agost, que em van enviar a casa amb el paperet d'«Ho sento, senyora, no hi ha res fer», ara la Chloe no estaria com està. Fa uns anys que la Chloe no podia parlar, ni menjar, ni caminar. Ara sí que ho pot fer. La vida m'ha ensenyat que l'altre futur es busca. I jo l'estic buscant.

«Crec que no tenir una passió és la pitjor malaltia. Si tens una malaltia, la que sigui, però tens una passió, aleshores et lleves el doble de fort cada matí».

Javier Botet

Javier Botet López és un actor, director i il·lustrador espanyol. Va néixer fa 42 anys a Ciudad Real. Li van diagnosticar la síndrome de Marfan quan tenia 2 anys. Com a conseqüència de la malaltia algunes parts del seu cos tenen hiperlaxitud articular. Fa 2 metres d'alçada i pesa 56 quilos

De la manera com va començar tot no hi ha un moment del qual en sigui conscient. O sigui, crec que des de petit era conscient que jo era diferent, que tenia problemes i una malaltia anomenada Marfan. De fet, només sabent el nom ja n'hi havia prou, però quan tenia problemes no li donàvem la culpa al Marfan. Si, per exemple, tenia pectus excavatum, doncs m'havia d'operar. Aleshores enfocàvem aquest problema. Feia els cursos normalment, i a l'estiu, per no quedar-me endarrerit, era quan m'operaven, i després em recuperava i podia tornar a començar el curs amb la resta de companys.

De tant en tant havia de fer una aturadeta i ocupar-me d'una operació o d'una intervenció. Anava constantment a fer revisions mèdiques, però de tot això se n'ocupava la meva mare. Ho portava ella. Era una llauna: ara cap aquí, ara cap allà; però mai no vaig ser gaire conscient del que era la síndrome.

Quan tenia 20 anys, a punt de fer els 21, un amic em va fer enfrontar a la malaltia d'una manera una mica traumàtica. Aquest noi tenia una informació vaga del que era la síndrome de Marfan fa vint anys, però en realitat era una informació de llibres de feia trenta anys, quan aleshores la síndrome tenia una esperança de vida baixa. Ell s'havia quedat amb el més espectacular de la qüestió. Un dia d'enuig, en una empipada, em va dir que jo no m'havia de preocupar pel futur. Va ser una bestiesa, però vaig pensar que ell s'havia informat més que jo, que en sabia més, que creia que realment em quedava poc temps de vida. Ho vaig encaixar malament. Ho vaig assimilar malament. Llavors vaig començar a caure en un estat de caos, d'ansietat, d'hipocondria. Qualsevol estrebada o rampa, un gas que tens, qualsevol petit dolor que tenia... em pensava que era el final! Vaig tenir un estat d'ansietat que em va dur a viure uns anys molts dolents. Quan era petit sempre havia tingut la idea que em menjaria el món! Que faria un munt de coses! Sabia que tenia inquietuds per fer i aconseguir coses grans, somnis, i de sobte em vaig adonar que no era capaç ni de sortir de casa. Si sortia, tornava corrents i em quedava ben quiet. Si estava sol m'ho passava molt malament: tenia ansietat i acabava a l'hospital, a urgències perquè em fessin anàlisis de tot (que sempre sortien bé).

Tota aquesta ansietat es va allargar un parell d'anys, però va arribar un moment que em vaig dir: «No puc viure així, no podré fer res del que volia i somiava, em quedaré a casa tancat i plorant i tindré la meva mare preocupada».

Havia tractat els meus problemes físics, però quan t'enfrontes a un de psicològic, no hi estàs preparat. La meva mare no sabia què havia de fer, el meu pare, simplement, no ho entenia i no sabia fer-me costat. Aquest va ser el meu problema més gran, en el qual no vam saber moure fitxa. Després de totes les operacions que m'havien practicat des de petit... i va ser llavors, que es va produir un problema seriós. De seguida em vaig posar a buscar. A Google vaig trobar que a Alacant hi havia una organització, SIMA, de la síndrome de Marfan, que era la primera que s'havia creat. D'altra banda, vaig començar a investigar. Havia provat diferents psicòlegs i psiquiatres i estava prenent medicació (antidepressius i ansiolítics), però no em passava, sinó que anava augmentant. Ningú aconseguia donar-me alguna cosa que em pogués ajudar. A Granada, hi vaig trobar el millor psicòleg que em van recomanar. Llavors va ser com una tempesta perfecta: en un mes va començar a solucionar-se. Duia gairebé tres anys de caiguda i no veia la sortida. El psicòleg em va parlar en un idioma que jo entenia. Vam fer unes tècniques sorprenents!

Per un altre costat, també vaig conèixer per primera vegada altres afectats de la síndrome de Marfan. Em van tractar molt bé des del principi. Vaig trucar a SIMA i els vaig dir que tenia un problema, que estava en una situació que no entenia i que em pensava que em moriria en qualsevol moment. Em van atendre i em van posar en contacte amb una noia, amb una assistent que es va ocupar de mi i em va dir que li escrivís tot el que sentia en una carta, sense amagar res. Ho vaig fer. Fins i tot li deia que em plantejava el suïcidi, acabar amb tot això, com a única sortida.

En un mes me'n vaig anar a Alacant. Vaig conèixer el Nicolàs, el president de l'associació, la seva dona Elvira i l'Esther, aquella noia que em va ajudar tant. Vaig conèixer el Miki i altres afectats que em van explicar la seva experiència vital. Com havien superat certes coses o els problemes físics que havien tingut. Vaig entendre una mica més la síndrome de Marfan, que és una cosa que havia deixat de costat perquè no m'hi volia enfrontar, perquè sabia que em faria mal. És com aquell que no va mai al metge per por que no li trobin res, per no haver de sentir males notícies. Però gràcies a aquest problema vaig descobrir que el costat positiu és passar aquesta tempesta, enfrontar-s'hi, i adonar-se que l'avenç més important que hi ha hagut en la síndrome de Marfan, i en moltes malalties, és la prevenció. És en el que més s'ha avançat en els darrers trenta anys.

Més endavant, parlant amb els meus pares, vaig descobrir que, quan vaig néixer, els van dir que segurament jo no arribaria als 18 anys. És el primer que van saber de la síndrome de Marfan.

Ara tinc 42 anys i no tinc cap previsió de morir-me. Perquè la síndrome de Marfan, a part de tots els seus problemes –també hi ha nivells i gravetats–, el més important, el letal, podia ser la secció de l'aorta. Una secció de l'aorta que et pot passar en qualsevol moment sense avisar. Una hemorràgia massiva, que és el que es produeix amb aquesta secció, et podria abatre ballant amb els amics o mentre passeges. Caure i... pum! Abans passava així, la gent es moria i dèiem que s'havia mort no se sabia ben bé de què. Ara, gràcies a les tècniques de prevenció i a la primera unitat que hi va haver aquí, a Madrid, que va ser a l'Hospital 12 de Octubre, hi ha pronòstics millors. He tingut sort de poder viure aquestes primeres iniciatives mèdiques i de suport. He estat afortunat perquè he viscut aquest canvi entre el passat i el present de la síndrome de Marfan.

Entre uns i altres s'han organitzat i han fet aquest nucli actiu per ajudar, informar i aconsellar. En el meu cas, tant l'organització SIMA com la primera Unitat de Tractament de la Síndrome de Marfan han sigut les que han marcat la diferència a la meva vida, perquè als 27 anys, després d'uns quants anys, comencem a controlar l'aorta.

Ara el que em fan són ecocardiogrames, per veure si s'eixampla prou com per entrar en una fase risc. Els metges preveuen una cirurgia abans que es produeixi aquesta secció. Aquesta operació és la que fa que, el dia que sense saber-ho et moriràs perquè tindràs una secció i et desplomaràs, doncs que vagis preparat. Quan tenia 27 anys tenia una aorta d'una mida de bastant risc. Llavors el Dr. Alberto Forteza em va operar a l'Hospital 12 de Octubre, a la Unitat de Marfan. Em va dir que la meva aorta estava a punt de seccionar-se.

Molt probablement, en una altra època, els meus 27 anys haurien estat el límit. La medicina ha millorat molt i continua millorant i jo he tingut la sort de trobar aquests dos nuclis. SIMA em va parlar de la Unitat de Marfan del 12 de Octubre. Ara tinc 42 anys i estic treballant amb el que de petit volia fer, menjant-me el món, treballant en l'àmbit internacional fent pel·lícules i vivint un somni de vida. Viure el que estic vivint, estimant el cine, és un somni. Un veritable somni! Tot això ha estat possible perquè he pogut viure aquests últims anys, que potser no estaven programats per a mi.

Ara sé el que he de fer. Cada any he d'anar al neuròleg i al cardiòleg perquè em facin un ecocardiograma i un electrocardiograma. Tots els anys en què no tingui res, he d'intentar estar pendent de tot. Fer simplement una revisió, com aquell que té un cotxe. També sé que en qualsevol moment hi pot haver una complicació, però m'hi enfrontaré tal com vaig fer als 20 anys amb l'esquena, als 27 amb l'aorta... o als 15, els 13, els 2 anys i mig i els 5. Bé: totes les operacions que han calgut.

Quan era petit era més introspectiu. Mentre els altres nens feien certes activitats, jo em quedava sovint fent les meves coses. Era molt tranquil i em quedava dibuixant, inventant, jugant amb cosetes. Des de molt petit que els meus pares em diuen que tenia moltíssima imaginació, que era molt creatiu, i suposo que té a veure amb la malaltia, que m'ha exigit trobar un altre món d'esbarjo, més petit i personal. Bé, gran, però personal. A més, com que al meu pare, per la seva feina, el canviaven de lloc constantment, sempre havia de readaptar-me al barri, trobar nous amics. Hi havia fases de la meva vida en les quals necessitava divertir-me, inventar-me històries per anar tirant.

Crec que el meu primer gran enemic va ser el meu pare. Ell mai no ho va acceptar, ho va entendre tot com un error, com una errada. Mai, ni tampoc ara, amb aquesta edat, quan les coses han canviat una mica. El meu pare és un home antic: sec, rude, que no va gastar mai cap energia emocional amb mi. Mai no em va prestar atenció, i això va ser una cosa que va fomentar la meva necessitat de cridar l'atenció, de competir i de lluitar fort per les coses, per sentir l'aprovació.

Després, en tots els col·legis que he estat, hi havia una fase d'adaptació que em donava feina. Un altre col·legi, un altre barri... buf! Una altra vegada! A tot arreu et trobaves amb gent que, a primera vista, no t'acceptava. Tots els nens que són diferents han de patir aquesta situació: un nen grassonet, un nen amb les orelles separades... Doncs jo era raret, era llarguerut. Un tipus perfecte per ficar-se amb mi. A cada col·legi tocava aquesta fase d'adaptació. Al principi, en vaig haver d'aprendre, després la resta era més ràpid. Arribava, veia qui començava a fotre canya i actuava en conseqüència, ràpid, i els posava a ratlla. Amb directors, professors i tutors. De mica en mica es va convertir en una cosa que feia més de pressa i em resultava fàcil. També és veritat que això t'ensenya molt caràcter mental i et prepara per a la vida. Ara és diferent.

Això del meu amic va ser molt bèstia. Va ser un atac estúpid del qual va estar molt de temps penedint-se, perquè després ell em va veure caure en aquest estat depressiu. Mai no ho vaig amagar i, a més, de seguida el vaig perdonar i continuem sent amics. Ell viu a Granada, on va estudiar belles arts, i de tant en tant, quan vaig a Granada a veure la meva família, quedo amb ell. Ens portem bé.

Continuo tenint amics del barri, de Granada, i els vaig a veure de tant en tant. A Almeria també tinc alguns amics de la infància, amb qui ens fèiem moltíssim, i gràcies al Facebook ens hem tornat a veure després de molts anys. Els meus millors amics són de la facultat, amb els quals ja fa més de vint anys que som amics. Després se n'hi han afegit d'altres. Alguns venen del món del cine, altres no, perquè no faig gaire vida en aquest ambient del cine. És a dir, treballo, però després quan surto, estic en el meu entorn pintoresc. Tinc molts amics que són il·lustradors.

Des de petit el cine em va motivar moltíssim. M'agradaven sobretot les pel·lícules de ciència-ficció. Veia alienígenes, criatures peculiars, diferents. Veure pel·lícules com *Star Wars* em despertava la imaginació i el cap em volava molt més del que ja em vola habitualment. Mentre em recuperava en els meus estius, aprofitava per dibuixar, a les estones d'hospital, a casa. M'agradava molt. Llavors creava les meves històries, els meus personatges, sempre amb monstres i alienígenes. Llàstima que no tingués una càmera de vídeo, però això era un món estrany fa quaranta anys. Avui dia tothom té mòbil, càmeres i ginys digitals. Abans era més difícil. Jo creava amb paper i llapis. Quan vaig acabar belles arts vaig anar a Madrid per fer d'il·lustrador. M'havia comprat una càmera i feia els meus curts. Dirigia, muntava, actuava, ho feia tot, amb els meus amics, com a hobby. Però això anava cada vegada més enllà del hobby i menys temps per comprometre'm en projectes d'il·lustració. Ara em dedico completament al cine i dibuixo per plaer.

Tot i això, hi ha uns quants projectes en els quals he ajudat amb el disseny. Alguns, al final no han sortit, però he estat fent el disseny de la criatura. De fet, he escrit una pel·lícula que s'estrenarà aviat. És una pel·lícula curta que es titula *Amigo*, perquè també escric pel·lícules. Hi ha una altra pel·lícula que espero fer en un parell d'anys o abans, quan hi hagi l'oportunitat, on hi ha una criatura que he dissenyat i que interpretaré jo mateix. Faig servir tot el que tinc per compondre les meves històries.

Estic content de treballar al cine, però en el meu cas és dur. Això de maquillar-se i transformar tot el teu cos és una feina d'anar a la mina. De tant en tant treballo sense maquillatge, vestit normal i interpretant un ésser humà i em sembla increïble el dineral que cobra molta gent per fer això en comparació a passar tantes hores, i després fer tot el que fas amb aquest maquillatge, que és molt incòmode, estressant i dur. Això sí que és dur! Interpretar sense maquillatge em sembla com anar a jugar amb els amics.

El meu cos és molt estètic per fer segons quins personatges, però també té les seves limitacions. Per exemple, jo tinc una capacitat toràcica limitada i no puc fer esforços molt grans perquè pateixo. La meva respiració em limita i el maquillatge encara més. De vegades no hi veus o no hi sents. Són moltes hores en què no pots tocar coses i sentir-les. Estàs en una situació molt incòmoda i dura, però després es té un recompensa enorme.

M'estimo el cine i quan veig els *frames* en els monitors, les repeticions i tota la feina que ha fet la gent: la il·luminació, la fotografia, tota la història, tot el maquillatge que han treballat... i em veus entrar a mi! Aquestes són la mena d'imatges que a mi m'han marcat des de petit i que em donen la vida. M'encanten i és genial. Llavors dius: «Vinga, anem a fer una altra presa, això ha de quedar bé!». És com si fessis alguna cosa carregant amb 30 kg, però tot i així, val la pena.

A mi m'encanten els gèneres de ciència-ficció i de terror. Des de ben petit que m'agraden els monstres, les criatures i tot això, que suposo que té a veure amb el fet d'haver-me sentit des de nen com una bestioleta. Haver-me sentit tan diferent va fer que em cridessin l'atenció aquelles criatures diferents, hi estava aferrat. Quan vaig trobar l'oportunitat d'interpretar-les, estimant-me com m'estimo el cine, ho vaig veure clar i em vaig apuntar a un taller d'efectes especials. Però no hi vaig anar per aprendre efectes especials, sinó perquè em veiessin, i per aprofitar-nos-en, jo d'ells i ells de mi, per començar aquesta carrera artística. Quan vaig tenir una mica de confiança amb el maquillador, després d'uns dies, li ho vaig explicar. Em va dir que des del moment en què em va veure entrar al curs va pensar que jo era perfecte per a tot això. Jo també ho sabia. Havia vist moltíssims *making of*, processos de creació d'aquests personatges i pensava que jo era ideal. El fet de ser tan alt produeix com una mena d'estructura sobre la qual es pot compondre sense que sigui excessiu. A un tipus alt i gran li poses dues cosetes i veus que sobren. Però jo soc com una animació electrònica, i per això va anar com anell al dit. Des d'aleshores que no faig una altra cosa.

I després a Hollywood! Tot i que les pel·lícules dels Estats Units les fan al Canadà, a Boston o a Londres, encara que siguin com de Hollywood. La meva primera pel·lícula fora d'Espanya la vam rodar a Toronto. Va ser la gran pel·lícula internacional *Mama*, una producció de Guillermo del Toro. Això va ser una experiència increïble. Tres mesos de feina intensa, tal com ho havia somiat tota la meva vida. Un dia arribes i estàs allà, amb estrelles de primer nivell, fent cine perquè es vegi a tot el món. És increïble.

Després va arribar el moment de treballar veritablement a Hollywood. Passejava pels seus carrers, perquè estava rodant als estudis clàssics de la Warner Bros, als quals hi anava amb el cotxe des del meu apartament amb piscina, tot pagat. Al matí agafava el cotxe, entrava, ensenyava la meva fitxa i ja era als estudis de la Warner: «Hola, bon dia, estic llest, anem a rodar...». Això és... no tinc paraules per descriure-ho!

No em considero per a res una persona samaritana ni molt donada a ajudar els altres. No ho soc. Sempre he sigut bastant egoista. He tingut la sensació que tenia un merder enorme i que havia de treballar dur, per això m'he dedicat a mi. Encara que arriba un moment on veus que, amb molt poca cosa, pots ajudar, i aquesta és la raó per la qual estic explicant aquí la meva història. Per si puc ajudar algú en alguna cosa. Però no m'hi he esforçat gens. Faig petits gestos, com per exemple pagar tots els mesos a certes unions o associacions o gent que ho necessita, però tampoc hi dedico mentalment gaire temps. Dic que sí i ho pago, però no he fet gaire cosa. Alguna vegada m'ha enxampat algú i he dit que sí, fins i tot he conegut algun nen afectat per la síndrome de Marfan. De fet, l'he dut al meu estudi, perquè abans tenia un estudi d'il·lustració, i he estat amb ell i li he ensenyat totes les coses que feia, coses de maquillatge. De tant en tant rebo e-mails de gent que està feta pols i vol algun consell. Aleshores, alguna vegada, he escrit un full sencer per intentar dir alguna cosa que tingui sentit. Però molt de tant en tant.

En general, en les entrevistes que em fan per a la premsa, procuro evitar el tema. Quan en la conversa sobre la meva carrera cinematogràfica surt el meu problema, no fujo d'estudi i dic que tinc la síndrome de Marfan i per això el meu físic és peculiar. Però toco aquest tema superficialment perquè em ve de gust que la gent valori el que he aconseguit com a persona, en el cine. No m'agrada que ho expliquin com una història de superació. No m'agraden els rotllos llastimosos per abocar-se a la pena, amb titulars com «Va néixer amb un problema però l'ha superat i bla, bla, bla...». Això em sembla ridícul. Em fastigueja com a actor. M'agrada, quan parlo en una revista de cine, que en la meva entrevista es parli de cine. Cada cosa al seu lloc. Simplement vull que es valori la meva carrera. Sí que és veritat que el meu físic és un element indubtablement important que he explotat per fer aquesta carrera, però no m'agrada aquest punt de vista tan dramàtic.

Hollywood és aquell somni fantàstic que he aconseguit, però a mi el que m'agrada i m'omple és l'audiovisual. Em ve de gust continuar fent coses sense parar. De fet, porto cinc o sis anys que no he parat de viatjar i li deia al meu representant que em venia de gust fer més coses a Espanya. A veure si triomfar als Estats Units m'obre les portes aquí! Perquè em ve de gust gaudir d'aquesta carrera i fer-ho a casa i en castellà. Perquè la psicologia de l'humor i tot el que succeeix en el procés és diferent en anglès que en el teu idioma natal.

El meu somni és continuar, que no s'aturi. Aquest és el meu somni. Crec que no hi ha res superior. Em sento com una de les persones més afortunades que conec. Però no crec que m'ho mereixi més que moltíssimes altres persones.

Soc conscient que, a part de persistent i amb capacitats, he sigut un tio molt afortunat. Molt afortunat perquè tenia unes cartes molt dolentes i... he guanyat la partida! Al final ha sortit un pòquer!

Si se m'apagués la llum, i això ja ho estic dient des de fa anys, si em diguessin «se t'acabarà aquest any», em fa l'efecte que m'és ben igual. Jo vaig de sobres. Ha passat el que jo havia somiat de petit. Però com que no s'ha acabat, tinc temps per anar sumant, i no paro de sumar coses guapes.

L'any passat vaig estar rodant per a *Star Trek*. Vaig fer un capítol mentre rodava unes altres dues pel·lícules al Canadà. Tot i que va ser una cosa petita, que podria ser una bestiesa, vaig fer un petit cameo a *Joc de trons*. Quan em van trucar per fer-ho vaig dir: «Collons, i tant que sí!».

Així es van fent realitat molts dels meus somnis i sé que en continuaran venint. L'any passat, gairebé en passa un, que una mica és com el somni més gran que tinc, el colofó, la cirereta. M'agradaria fer alguna cosa –no m'importa el que sigui– a *Star Wars*, que és una mica l'origen d'aquesta passió meva. He estat treballant en coses importants, com la saga d'*Alien* o *Star Trek*, coses molt emblemàtiques. Però la que més m'agradaria, la meva, la que duc dins el meu cor, és *Star Wars*. Això seria com la darrera frontera del somni. A veure!

Hi ha una cosa que a mi m'ha ajudat i que pot millorar moltíssim, moltíssim un afectat de la síndrome de Marfan o de qualsevol altra malaltia. Fins i tot pot millorar moltíssim la vida d'una persona sense cap mal. Això és: tenir una passió. Crec que no tenir una passió és la pitjor malaltia. És a dir, si tens alguna cosa que t'interessa, que t'apassiona, enfoca la teva atenció i mou el cos. Si tens febre, t'aixeques i fas això. Quan tens una malaltia i t'has de quedar a casa i dius «Ai, la meva vida és una merda!», si tens una passió, això et farà alçar-te. Crec que s'hauria de treballar més per a la joventut, per trobar què és el que mou una persona. Jo era petit i tenia la síndrome de Marfan, però la meva germana, que estava saníssima i era guapíssima, no sabia què fer a la vida. Jo sabia el que m'agradava i el que m'apassionava. Ella no tenia una meta, un somni, no li apassionava una carrera o alguna cosa per la qual desviure's. Em feia molta pena i llavors pensava: «Quina putada per a ella i quina sort que tinc jo de saber què és el que m'omple».

Si tens una malaltia, la que sigui, però tens una passió, aleshores et lleves el doble de fort cada matí. És la millor vitamina.

Ja era actor quan em van operar l'aorta. El postoperatori és una fase molt complexa, però jo volia curar-me i ben de pressa. No només curar-me, sinó que no triguéssim gaire, perquè necessitava continuar fent coses. Volia seguir creant. Acabava d'iniciar una fase nova, creativa, i crec que és la millor vitamina que m'ha ajudat a viure més i millor, i també que pugui continuar amb això, i que consideri que ho tinc tot i que he tingut molta sort.

«El que hem de fer quan hi ha un malalt bàsicament és ser allà, al seu costat. Ser-hi, que és una expressió catalana molt bonica: ser-hi. Ser-hi, escoltar i facilitar a la persona malalta la màxima qualitat de vida».

FRANCESC TORRALBA

Francesc Torralba és filòsof, teòleg i pedagog. Actualment és catedràtic de la Universitat Ramon Llull, alhora que escriptor i divulgador del seu pensament, que s'orienta cap a l'antropologia filosòfica i l'ètica.

Al llarg del temps, els professors ens trobem amb alumnes que pateixen circumstàncies molt diferents. De vegades són crisis familiars o afectives, i altres cops es tracta de malalties que els invaliden per seguir el curs amb normalitat, o senzillament han d'abandonar els seus estudis perquè han de ser ingressats. Això sempre representa una ruptura, un trencament. Hi ha una sensació profunda d'injustícia, de rebel·lió, de malestar pel fet de pensar que «no puc tirar endavant aquest projecte de vida». Aquests moments ens marquen molt als professors, perquè ens obliguen a adaptar-nos, i després a mirar d'ajudar-los perquè puguin desenvolupar aquest projecte al seu ritme i posar-nos al seu costat. Sobretot, hem de fer tot el possible per mirar d'ajudar-los a sortir d'aquest pou. Això és molt difícil, perquè la persona malalta sempre et pot dir: «Tu no saps de què estic parlant, no tens ni idea del que estic vivint. Tu entres, surts i te'n vas. Tens salut i te'n vas a jugar a futbol, a nedar, a ballar... però no et pots imaginar les nits que passo, els vòmits que tinc, els malestars, les nàusees que pateixo, la meva decadència i decrepitud física...», i té raó. Diu el filòsof i metge Karl Jaspers que el món de les persones sanes és radicalment diferent del món de les persones malaltes. És com si hi hagués un abisme, i encara que ens hi vulguem atansar i ser empàtics i escoltar, el malalt, la persona malalta, sempre et pot dir: «No saps què és realment el que sento», i té raó.

Els únics que els poden ajudar són aquelles persones que han experimentat la mateixa malaltia i l'han assumida i digerida emocionalment, perquè tenen autoritat moral. No li poden dir: «Tu no saps de què parles»; perquè la resposta és: «Sí que sé de què parlo perquè jo també he passat per aquí». I això dona autoritat a aquesta persona. Haver passat per aquesta experiència és el que finalment et dona autoritat.

Ara estem parlant d'una malaltia, però és el mateix en el cas d'un fracàs laboral o afectiu, o en la mort d'un ésser estimat. En aquests casos passa el mateix. Tens autoritat moral per dir: «Escolta, jo sé què és el que ara estàs vivint i et puc dir que hi ha llum després d'això, encara que ara et trobis en un pou molt profund».

Els professors aprenem molt dels alumnes. Aprenem molt de les converses amb ells i de tot allò que ens revelen a les tutories, que de vegades té molt a veure amb la vida íntima i personal, que hem de preservar com a secret professional.

Recordo una vegada, un alumne meu que va tenir un accident de cotxe molt greu, i com a conseqüència va quedar paraplègic, amb 20 anys. El vaig anar a visitar a l'Institut Gutmann de Badalona, que és un institut de referència, on atenen tantes persones en aquesta situació, paraplègics i tetraplègics. Vaig tenir amb ell una d'aquelles converses que recordes tota la vida. Em va dir: «És que jo no vull viure més així, no té cap sentit viure així. No vull ser un cos atrapat en un llit que només pot emetre paraules, però que no pot ballar, ni cantar, ni córrer, ni jugar a futbol. No puc fer totes aquestes activitats físiques que m'omplien tant...». No era una malaltia minoritària, però em va fer pensar que davant d'una situació així, te n'adones que per més llibres que hagis escrit i recursos que et sembla que tinguis intel·lectualment, és una d'aquestes situacions que t'obliga molt a adonar-te, humilment, del poc que saps. I et fa pensar com i de quina manera pots ajudar aquesta persona. Perquè, d'una banda, entens que si tu estiguessis en la seva situació també arribaries a la mateixa conclusió; però de l'altra, cal que li mostris que, tot i la circumstància en què es troba, altres persones en la seva situació aconsegueixen viure d'una manera digna, amb qualitat. Però això, com deia, qui té autoritat per dir-ho és qui es troba en aquesta situació, qui ha davallat als inferns i ha pogut ressituar-se i construir un projecte de vida adequat a la nova circumstància en què es troba. Aquestes situacions són situacions que et fan pensar profundament.

Cada malaltia és un trencament personal. Sempre és una experiència que afecta tota la persona, no només el seu cos, sinó el seu estat emocional, el seu estat mental, el seu vincle familiar amb els altres. Però si la malaltia d'una persona és minoritària, rara, estranya, o bé afecta un petit conjunt de la societat, això fa que un encara se senti més estrany, més indefens i sense saber a què atenir-se. En canvi, en el cas de les malalties que, malauradament, afecten moltes persones, generalment hi ha un sentit més cohesionat entre elles. Molt sovint també hi ha més recursos científics i econòmics per investigar i trobar la terapèutica i el fàrmac. Per tant, és molt possible que les persones que pateixen una malaltia estranya, rara o minoritària se sentin molt soles i a la intempèrie. Per això és important estar al costat d'elles, escoltar-les i veure com podem ajudar-les a portar emocionalment aquestes malalties i, a la vegada, també trobar els recursos per a la investigació i la recerca, per mirar de resoldre-les i pal·liar-les.

Quan una persona experimenta un trencament o una malaltia greu se sent molt impotent. Apareixen emocions molt tòxiques: la ràbia, la ira, la desesperació i l'angoixa. Tota aquesta constel·lació d'emocions poden portar a fenòmens depressius o semidepressius, i no només a la persona afectada, sinó a tot el seu entorn, perquè hi ha l'experiència de la impotència, de no saber què es pot fer. Davant d'això, cada persona té els seus mecanismes de defensa, les seves fórmules de consolació i de resolució. En alguns casos és l'espiritualitat o la religió, en altres casos és el treball psicològic profund. Compta molt l'amistat. Compten extraordinàriament els cuidadors, les cuidadores de qualitat, amb qui puguis buidar el que sents. Això té molt valor. De vegades no et pots donar solucions, però només de poder buidar el que sents i trobar una persona que està disposada, sense jutjar-te, a escoltar, això té un efecte molt alliberador.

Hi ha persones que viuen molt transparentment el que senten i el flux comunicatiu és molt ràpid. Es diuen a si mateixes: «Tinc el diagnòstic, i, en lloc de quedar-me tancat en mi, l'he d'irradiar en persones molt properes, i aquesta irradiació m'ajuda a alliberar-me de tot el sofriment interior que visc».

El problema són les persones que es blinden, que es tanquen hermèticament, i viuen cap endins tot això, amb els seus propis recursos. De vegades això és senzillament inviable, perquè el pes que els cau a sobre és molt gran.

És bàsic establir vincles de confidencialitat. De vegades, amb el terapeuta, o bé amb un cuidador o un voluntari. De vegades, amb un familiar. La comunicació amb els familiars també és molt delicada. Hi ha persones que prefereixen no comunicar-ho als fills ni a la parella, ni tampoc a la resta de la família. Estan en el seu dret de fer-ho. Ningú està obligat a comunicar una malaltia, ni de bon tros. El que passa és que quan un s'ho queda tot per a ell, és molt més difícil portar-ho a bon terme. És bàsic crear esferes de confiança. Crear àmbits de confidencialitat on això es pugui dir, on puguem plorar, abraçar-nos, ajudar-nos mútuament i estar al costat de la persona que pateix una malaltia així.

Avui en dia, parlar de la malaltia encara és tabú, com ho és parlar del fracàs, del sofriment o de la mort. Sovint, amb tot el que té a veure amb les experiències límit, o amb les experiències de fragilitat, hi posem una mena de vel al davant: les posem al darrere de les cortines i les separem de la nostra vida habitual. Les externalitzem, les professionalitzem, fem que les administrin especialistes, però no hi convivim ni de vegades tampoc les volem acceptar. Llavors hi ha una actitud de no-acceptació al sofriment, al fracàs, a la mort, al dolor. Però arriba un dia que no toca altre remei que acceptar-ho, és a dir, vas fent el cor fort, vas dissimulant, vas maquillant-te, però finalment t'adones que no pots seguir el ritme, que no pots continuar amb aquella vitalitat que tenies. Hi ha qui es revolta, qui lluita fins que no pot més. Després ve la resignació i, finalment, en el millor dels casos, l'acceptació. Acceptes allò i, juntament amb allò que t'ha tocat viure i que no desitjaves, mires de veure quina qualitat de vida pots tenir i com pots projectar la vida que tens per davant.

Kübler-Ross va estudiar en profunditat totes aquestes fases. Cada ésser humà les desenvolupa a la seva manera. Hi ha persones que s'encallen en la resignació o en la rebel·lió.

D'altres estan molt de temps en la negació. Però també hi ha persones que amb molta facilitat arriben a l'acceptació, i això facilita molt la vida als altres. Cada persona té el seu ritme, el seu procés, la seva temporalitat en la «digestió» d'una malaltia, i això també els passa als familiars. Per exemple, hi ha pares a qui els costa molt assumir que el seu fill té aquesta malaltia, o el seu marit, o la seva esposa, o el seu germà. Hi ha ritmes de digestió molt diferents, com passa amb els aliments. La digestió emocional també requereix el seu temps.

La lectura és molt terapèutica i curativa, sobretot per als malalts que puguin llegir, si no tenen efectes dels fàrmacs ni estan convalescents. Hi ha tanta narrativa, tanta novel·la! La narrativa representa entrar en una història que et permet, d'alguna manera, evadir-te del teu dia a dia, de les proves, dels diagnòstics, de les persones amb bata blanca, dels tubs, de tot allò que t'envolta. És com un viatge mental. Entres en una història on hi ha uns personatges, uns paisatges, unes relacions, una trama. La narrativa és alliberadora per a moltes persones, malaltes o no, però per a les persones malaltes ho és molt. A altres persones els pot ajudar la literatura espiritual. Hi ha qui troba refugi llegint el *Daodejing* de Laozi, el llibre dels Salms, el Nou Testament o el *Dhammapada* del budisme. De vegades pot ser un versicle o un text poètic on troben la força vital per dir: «Això ho he d'afrontar, i això m'ajuda i em dona energia interior per afrontar aquest desafiament en què em trobo».

Per a altres persones la lectura és un refugi, i també ho és la música o l'art. Hi ha persones que la manera que tenen d'alliberar les emocions que els genera una malaltia greu és a través de l'escriptura o de la pintura. És a dir, a través del que en diem *artteràpia*, que consisteix en fer servir l'art com un vehicle de manifestació dels sentiments. I tot això són mecanismes per anar suportant, assumint i digerint emocionalment una qüestió gens fàcil: tenir un malaltia considerada minoritària de la qual no en sabem exactament ni el diagnòstic ni la terapèutica.

Un dels aspectes en els quals hauríem de treballar de cara al futur és incidir en l'educació, perquè els nens i les nenes, quan siguin grans, sàpiguen gestionar millor aquests tipus de situacions que ofereix la vida: les malalties. Tradicionalment, les persones malaltes eren cuidades a casa. Les persones grans, i també sovint persones amb dependències o decrepitud, se'ls cuidava a casa. Per tant, hom tenia una experiència quotidiana de la fragilitat. A l'avi l'hem de cuidar: l'hem d'aixecar, l'hem d'ajudar a banyar-se o a afaitar. Hi havia una experiència quotidiana, gens artificial, d'aquesta proximitat amb la fragilitat. Avui això no és gens habitual. Els nens estan amb els nens: dinen amb nens i es passen el dia amb nens. Els adults ens passem el dia amb adults, sobretot competint als llocs de feina; dinem amb adults, parlem de les feines i de la vida adulta. I els avis, especialment grans i dependents, els tenim en una espècie de capses, que en diem, geriàtrics. El problema és aquesta separació de les generacions, que fa que al final sigui molt estrany la cura d'un pacient, l'educació per a la cura, la pràctica de la cura o la pedagogia de la cura. I això, abans, ho veies a casa i ho feies a casa.

Podria semblar que al final l'escola hauria de ser com una mena de messies, de salvador de tots aquests dèficits: educació vial, educació sexual, educació de la cura, educació ambiental... És a dir, allà on anem fent convergir tots els dèficits que no resolem dins de l'àmbit domèstic i familiar. És molt interessant i molt necessari que els joves no arribin a la universitat sense haver tingut l'experiència i el contacte amb persones que viuen una malaltia o una fragilitat. Sobretot els que volen dedicar-se professionalment als àmbits de la salut, com ara assistents socials, treballadors socials, educadors socials, metges, auxiliars, fisioterapeutes o infermers. Seria decisiu poder estar una bona temporada convivint amb persones que tenen malalties greus. Perquè llavors tot canvia. Et poses la bata blanca, però saps qui tens al davant, saps el que pensa i el que sent, i amb això fas que la teva intervenció sigui molt més empàtica, molt més adaptada. Però ara tenim un dèficit, perquè hem separat les figures de fragilitat de l'entorn habitual, i això ens fa molt intolerants a la fragilitat i molt incapaços d'abordar-la.

Una de les coses que no hauríem de fer tots aquells que estem sans és jutjar. El judici és terrible. Ja tenim els jutges per jutjar. Que jutgin i que jutgin bé. Nosaltres no hem de jutjar. De vegades fem un judici i això és terrible. Tampoc hem de generar culpa. Hi ha molts pacients que se senten culpables d'estar malalts, perquè veuen que, com a conseqüència de la seva malaltia, tot el seu petit cosmos familiar es desordena. Quan algú de la família està malalt es necessita més temps per a tot. Per als trasllats o les visites, això si no hi ha una hospitalització, cosa que demana una alteració de les litúrgies familiars. Per això és molt important que no jutgem. Insisteixo, no hem de generar sentiments de culpa. No hem de dir: «Si no estiguessis malalt, ara estaria jugant al tennis o podria gaudir del cap de setmana». El que hem de fer, bàsicament, és ser allà, al seu costat. Ser-hi, que és una expressió catalana molt bonica: *ser-hi*. Ser-hi, escoltar i facilitar a la persona malalta la màxima qualitat de vida, i, sobretot, que pugui alliberar-se. Que pugui alliberar tot allò que porta a dins. Això és molt terapèutic i és una cosa que el pacient agraeix infinitament. I després cal ajudar-lo en el projecte de vida que podrà fer tot i estant malalt. El que cal fer és facilitar-li tot allò que li puguem facilitar. Si pot estudiar en un hospital, que hi estudiï. Si pot examinar-se oralment, que ho faci. Si resulta que necessita un entorn que sigui més adaptat arquitectònicament, adaptem-l'hi. Hem de facilitar-li al màxim la vida, segons la malaltia que tingui.

Tota malaltia comporta sempre una privació d'autonomia personal, i avui l'autonomia és un valor molt rellevant. Volem tenir autonomia física, emocional, moral i política. Volem poder decidir qui volem i qui no volem que mani. L'autonomia és un valor cada cop més considerat a l'alça. Una malaltia, i especialment quan és greu, comporta sempre una reducció d'aquesta autonomia, per això generalment tenim aquesta rebel·lió davant de la malaltia. «Jo, abans podia... abans anava... abans conduïa... abans jugava...». És molt difícil ser capaços d'acceptar aquesta reducció i veure que pot haver-hi una vida de qualitat i una existència de qualitat, tot i aquesta reducció d'autonomia. I això és un aprenentatge, que en aquelles persones que han tingut una gran autonomia els és molt més difícil que aquelles que ja van néixer amb una certa limitació, que sempre han necessitat un bastó, una crossa, una cadira o algú que els ajudés a fer les seves funcions bàsiques. El més difícil és, sobretot, ajudar aquells que passen d'una autonomia molt plena a una autonomia molt reduïda. Això és un procés de dol i aquests processos sempre demanen temps. Ara la tecnologia, la farmacologia i la recerca ens han ajudat a ampliar el grau d'autonomia. Penso que els diferents tipus de recerca tecnològica, farmacològica i científica ens poden ajudar a millorar l'autonomia de moltes persones en situació de vulnerabilitat, i, d'altra banda, a millorar la seva qualitat d'existència per poder mantenir aquesta autonomia tant en el món laboral, familiar o social.

Quan les malalties minoritàries afecten els més joves, sobretot els infants, encara ens genera molta més indignació. Perquè associem els infants amb la innocència, la candidesa o la ingenuïtat. Això ens genera una actitud de profunda rebel·lió contra el món, contra Déu i contra tothom. Aquesta és la primera reacció. Perquè els veus molt fràgils, i perquè això els genera una situació molt diferent a la dels altres nens, que requereix tot tipus d'atencions i d'assistència que, vulguis o no, encara que ho intentem normalitzar al màxim, marquen una frontera. I sobretot el sofriment i el dolor que pots veure en ells. Aquesta situació demana, en molts pares, tot un procés d'acceptació i d'assumpció d'aquesta realitat, però no de negació. Es van adonant que aquella realitat que tenen a casa és molt diferent de la que havien imaginat. És com una mena de crisi de les expectatives, de crisi d'un ideal. Finalment, el que acaba passant és que aquests nens són molt més forts i molt més madurs que altres nens de la seva edat.

Jo he viscut aquesta experiència en primera persona. Vaig anar a visitar un nen malalt de càncer, un malalt oncològic que, malauradament, va morir. I vaig tenir una conversa amb ell. Vaig tenir la impressió de no estar parlant amb un nen de 13 anys, sinó amb una persona de 45. Perquè la malaltia també és un element que genera un procés de maduresa molt gran en les persones. Aquell nen em va dir: «Jo, des que soc aquí visc moltes coses que no m'agraden: les anàlisis, els dolors, els horaris, les punxades, les injeccions... No puc fer gaires activitats... m'ha caigut el cabell...». I va afegir: «Però he descobert el que és un amic de veritat». Em va deixar molt parat, i li vaig preguntar: «Què vols dir amb això?». I la resposta va ser: «Mira, la primera vegada que vaig ser aquí, la primera setmana va venir tota la classe a veure'm, em van portar molts dibuixos que els posava aquí, al costat del llit. Estava molt ben acompanyat... Ara ja fa sis mesos que soc aquí i cada setmana ve el mateix nen. Els altres van venir el primer dia, però aquest nen ha vingut cada setmana. Per tant, aquest nen és un amic». I jo li vaig dir: «Mira, això, hi ha gent que ho descobreix als 50 anys, el què és tenir un amic. Perquè per saber el què és un amic has d'experimentar contrarietats i veure com reacciona davant les contrarietats. Naturalment aquesta contrarietat que tu vius no la volies, però t'ha permès veure, t'ha permès aclarir la mirada, del que és un amic de veritat». És una d'aquelles converses que no s'obliden i et fan pensar molt. Una conversa en la qual un nen de 13 anys et parla de l'amistat d'una manera molt més madura que molts nens de la seva edat que tenen 500 amics al Facebook o 800 amics a Instagram o en qualsevol xarxa. Perquè quan parlen d'amics, de què estan parlant? Ningú la vol una malaltia d'aquesta naturalesa. Als pares els costa assumir-la. Però els nens que la pateixen fan un salt de maduresa que ens deixa a tots perplexos, perquè fan un creixement vital interior molt fort, que els ha permès afrontar aquella situació. És en aquest tipus de circumstàncies que parlem de resiliència o d'elements molt forts interiorment. No de manera muscular, sinó interiorment.

Agraïments

Grup Enciclopèdia vol expressar el seu agraïment
a l'empresa paperera Secopa S.L., i a l'impremta Liberdúplex S.L.,
per la seva valuosa i generosa col·laboració
en la confecció d'aquest llibre.